Kliniktaschenbücher

F. Hardegger   D. Bianchini

Nach-behandlungs-fibel

Verbände, Lagerungen und Procedere
nach traumatologisch-orthopädischen Operationen

Mit einem Vorwort von B.G. Weber

Mit 99 Abbildungen
in 206 Teildarstellungen

Springer-Verlag
Berlin Heidelberg New York 1979

Dr. Felix Hardegger
Domizio Bianchini

Kantonsspital St. Gallen,
Klinik für orthopädische Chirurgie
CH-9007 St. Gallen

ISBN 3-540-09061-4 Springer-Verlag Berlin Heidelberg New York
ISBN 0-387-09061-4 Springer-Verlag New York Heidelberg Berlin

CIP-Kurztitelaufnahme der Deutschen Bibliothek. *Hardegger, Felix:* Nachbehandlungsfibel: Verbände, Lagerungen u. Procedere nach traumatolog.-orthopäd. Operationen/F. Hardegger; D. Bianchini. – Berlin, Heidelberg, New York: Springer, 1979. (Kliniktaschenbücher).
NE: Bianchini, Domizio:

Das Werk ist unherberrechtlich geschützt. Die dadurch begründeten Rechte, insbesondere die der Übersetzung, des Nachdruckes, der Entnahme von Abbildungen, der Funksendung, der Wiedergabe von photomechanischem oder ähnlichem Wege und der Speicherung in Datenverarbeitungsanlagen bleiben, auch bei nur auszugsweiser Verwertung, vorbehalten.
Bei Vervielfältigung für gewerbliche Zwecke ist gemäß § 54 UrhG eine Vergütung an den Verlag zu zahlen, deren Höhe mit dem Verlag zu vereinbaren ist.

© by Springer-Verlag Berlin Heidelberg 1979.

Printed in Germany.

Die Wiedergabe von Gebrauchsnamen, Handelsnamen, Warenbezeichnungen usw. in diesem Werk berechtigt auch ohne besondere Kennzeichnung nicht zu der Annahme, daß solche Namen im Sinne der Warenzeichen- und Markenschutz-Gesetzgebung als frei zu betrachten wären und daher von jedermann benutzt werden dürften.

Satz- u. Bindearbeiten: G. Appl, Wemding, Druck: aprinta, Wemding
2124/3140-543210

Vorwort

In den Gipsfibeln I (Freuler, Wiedmer, Bianchini: Springer 1975) und II (Wiedmer, Freuler, Bianchini: Springer 1976) sind die an unserer Klinik geläufigen Fixationen und Extensionen der konservativen Behandlung von Verletzungen des Bewegungsapparates dargestellt worden. Es lag deshalb nahe, auch für die operativen Verfahren eine Nachbehandlungsfibel zu verfassen.

Ohne korrekte Nachbehandlung, ohne richtige Lagerung, ohne korrekte Schienung, besonders ohne perfekten Gipsverband während der richtigen Verweildauer wird das Ergebnis orthopädisch-traumatologischer Operationen zunichte gemacht.

Der Leser findet in der vorliegenden Zusammenstellung die klinikeigenen Maßnahmen, wie sie sich über Jahre herauskristallisiert haben. Dem Orthopäden und Traumatologen werden damit erprobte Richtlinien vermittelt für die allzu oft vernachlässigte Weiterbehandlung von Korrektureingriffen und von mit AO-Technik versorgten Knochenbrüchen.

Diese wichtige Ergänzung des Schrifttums haben wir meinen Mitarbeitern Dr. F. Hardegger und D. Bianchini zu verdanken.

B. G. WEBER

Inhaltsverzeichnis

Einleitung XV

A. Allgemeines über Verbände, Lagerungen und Nachbehandlungen 1

1. Verbände 1
2. Lagerungen 1
3. Nachbehandlungen 2

B. Schultergürtel und obere Extremität 5

I a. *Operationen am Schultergürtel bei Erwachsenen* 9
1. Claviculaosteosynthesen 9
2. Acromioclavicularluxation 9
3. Scapulaosteosynthesen 9
4. Schulterarthrodese 9
5. Habituelle Schulterluxationen 11
5.1. Humerusdrehosteotomie und Limbusverschraubung . . . 11
5.2. Spanplastiken 11
6. Rotatorenmanschettenruptur 11

I b. *Operationen am Schultergürtel bei Kindern und Jugendlichen* 13
1. Osteosynthesen an der Clavicula 13
2. Osteosynthesen bei Glenoidfrakturen 13
3. Spanplastik bei habituellen Schulterluxationen 13

II a.	*Operationen am Oberarm bei Erwachsenen*	15
1.	Osteosynthesen bei Frakturen des proximalen Humerus	15
1.1.	Fraktur des Tuberculum majus	15
1.2.	Subcapitale Humeruskopffraktur	15
2.	Osteosynthesen bei Humerusschaftfrakturen	15
3.	Osteosynthesen bei extraarticulären, distalen Humerusfrakturen	15
II b.	*Operationen am Oberarm bei Kindern und Jugendlichen*	17
1.	Osteosynthesen bei irreponiblen Frakturen des proximalen Humerus	17
1.1.	Epiphysenlösung und Lysefrakturen (Aitken I)	17
2.	Osteosynthesen bei distalen extraarticulären Humerusfrakturen	17
III a.	*Operationen am Ellbogen bei Erwachsenen*	19
1.	Osteosynthesen bei intraarticulären, distalen Humerusfrakturen	19
2.	Osteosynthesen bei Olecranonfrakturen	19
3.	Osteosyntehsen bei Radiusköpfchenfrakturen	19
4.	Resektion des Radiusköpfchens bei Köpfchentrümmerfraktur	21
5.	Osteosynthesen des Processus coronoideus	21
6.	Ventrale Kapsulektomie am Ellbogengelenk	21
III b.	*Operationen am Ellbogen bei Kindern und Jugendlichen*	23
1.	Osteosynthesen bei distalen, intraarticulären Humerusfrakturen	23
2.	Osteosynthesen bei Olecranonfrakturen	23
3.	Osteosynthesen bei Radiushalsfrakturen	23
4.	Osteosynthesen bei Radiusköpfchenmeißelfrakturen	23
IV a.	*Operationen am Vorderarm bei Erwachsenen*	25
1.	Osteosynthesen bei Vorderarmschaftfrakturen	25
2.	Osteosynthesen bei irreponiblen oder instabilen distalen Radiusfrakturen	25
2.1.	Osteosynthesen mit Kirschnerdraht	25
2.2.	Osteosynthesen mit Plättchen	25

IVb.	*Operationen am Vorderarm bei Kindern und Jugendlichen*	27
1.	Osteosynthesen bei Vorderarmschaftfrakturen	27
2.	Osteosynthesen bei distalen Vorderarmfrakturen	27
V.	*Operationen an der Hand*	29
	Hochlagerung nach Operationen an der Hand	31
1.	Osteosynthesen bei Frakturen der Metacarpalia	33
1.1.	Frakturen Metacarpalia II–V	33
1.2.	Fraktur Metacarpale I	35
	a) Retentions-Osteosynthesen mit percutanem Doppelkirschnerdraht	35
	b) Stabile Osteosynthese (Zugschraube oder Platte)	35
2.	Osteosynthesen bei Frakturen der Phalangen	37
3.	Korrekturosteotomien an den Metacarpalia	37
4.	Korrekturosteotomien an den Phalangen	39
4.1.	Osteotomie mit Kirschnerdraht-Stabilisierung	39
4.2.	Osteotomie mit stabiler Fixation	39
5.	Pseudarthrosenoperationen an den Metacarpalia und Phalangen	39
6.	Operationen bei Navicularepseudarthrose	41
6.1.	Autologe Knochenplastik nach Matti-Russe	41
6.2.	Stabile Osteosynthese	41
7.	Strecksehnennaht	43
8.	Beugesehnennaht	45
9.	Opponensplastik	45
10.	Nervennaht	47
11.	Fasciektomie nach Dupuytrenscher Kontraktur	47
12.	Alloarthroplastiken an der Hand	49
13.	Synovektomien an der Hand	49
14.	Fingerarthrodesen	51
14.1.	Adaptationsarthrodese mit gekreuztem Kirschnerdraht	51
14.2.	Stabile Osteosynthese	51
15.	Stabile Arthrodese des Trapezo-Metacarpalgelenkes	51
16.	Carpometacarpal- und intracarpale Arthrodese	53
17.	Stabile Arthrodese Handgelenk	53

C. Becken und untere Extremität 55

I a. *Operationen an der Hüfte bei Erwachsenen* 61
1. Osteosynthesen bei Frakturen des proximalen Femurs . . 61
1.1. Schenkelhalsfraktur 61
1.2. Per- und subtrochantere Frakturen 61
2. Hüftarthrodese 63
2.1. Hüftarthrodese ohne intertrochantere Osteotomie 63
2.2. Hüftarthrodese mit unfixierter intertrochanterer Osteotomie 63
3. Intertrochantere Femurosteotomien 67
4. Beckenosteotomie nach Chiari 67
5. Hüfttotalprothesen und Endoprothesen 67
6. Trochanterverlagerungen 69
7. Hüftoperation nach Girdlestone 69

I b. *Operationen an der Hüfte bei Kindern und Jugendlichen* . 71
1. Osteosynthesen bei Frakturen des proximalen Femurs . . 71
1.1. Schenkelhalsfrakturen 71
1.2. Pertrochantere Frakturen 71
1.3. Subtrochantere Frakturen 71
2. Offene Reposition bei congenitaler Hüftgelenksluxation 73
3. Beckenosteotomie nach Salter 73
4. Beckenosteotomie nach Pemberton 75
5. Beckenosteotomie nach Chiari 75
5.1. Fixation der Osteotomie mit Kirschnerdraht 75
5.2. Fixation der Osteotomie mit Schraube 75
6. Intertrochantere Korrekturosteotomien 77
6.1. Korrekturosteotomie mit Fixateur externe 77
6.2. Korrekturosteotomie mit Kirschnerdrähten und Drahtzuggurtung 77
6.3. Korrekturosteotomie mit Winkelplättchen 77
7. Operationen bei Epiphyseolysis capitis femoris 79
7.1. Verschraubung bei chronischer Lyse 79
7.2. Intertrochantere Flexions-Valgisationsosteotomie mit in situ-Verschraubung der Kopfkalotte 79
7.3. Subcapitale Schenkelhalsosteotomie 81

7.4.	Offene Reposition und Verschraubung der akuten Lyse	81
8.	Intertrochantere Korrekturosteotomie bei M. Perthes mit Fixateur externe	83

II a.	*Operationen am Oberschenkel bei Erwachsenen*	85
1.1.	Osteosynthesen bei Femurschaftfrakturen mit Platte	85
1.2.	Osteosynthesen bei Femurschaftfrakturen mit Marknagel	85
2.	Osteosynthesen bei distalen Femurfrakturen	85
3.	Supracondyläre Korrekturosteotomien	87
4.	Femurverlängerungsosteotomie mit Wagner-Apparat	87

II b.	*Operationen am Oberschenkel bei Kindern und Jugendlichen*	89
1.	Osteosynthesen bei Femurschaftfrakturen	89
2.	Osteosynthesen bei distalen Femurfrakturen	89
2.1.	Osteosynthesen mit Kirschnerdrähten	89
2.2.	Osteosynthesen mit Schrauben	89
3.	Femurverlängerungsosteotomie mit Wagner-Apparat	91

III a.	*Operationen im Kniegelenkbereich bei Erwachsenen*	93
1.	Osteosynthese bei Patellafrakturen	93
2.	Osteosynthesen bei Frakturen der Eminentia intercondylica	93
3.	Abrasio patellae	95
4.	Operationen bei Patellaluxation	95
5.	Verlagerungsoperationen der Tuberositas tibiae	95
6.	Patellektomie	95
7.	Quadricepssehnennaht	97
8.	Naht Ligamentum patellae	97
9.	Meniscektomie	97
10.	Kniebändernaht	99
10.1.	Verschraubung bei ossärem Seitenbandausriß	99
10.2.	Seitenbandnaht	99
10.3.	Kreuzbandnaht, Unhappy triad	99
11.	Bursektomie Bursa praepatellaris	99
12.	Synovektomie	101
13.	Osteochondrosis dissecans	101

14.	Bakercyste	101
15.	Knieprothese	103
16.	Kniearthrodese	103

III b. *Operationen im Kniegelenkbereich bei Kindern und Jugendlichen* 105

1.	Patellafrakturen	105
1.1.	Frakturen des Corpus patellae	105
1.2.	Polausrisse	105
1.3.	Osteochondrale Frakturen	105
2.	Patellaluxation	105
3.	Ausrisse der Eminentia intercondylica	107
4.	Verlagerung der Tuberositas tibiae	107
5.	Knöcherne Bandausrisse	107
6.	Epiphyseodese	107
7.	Operation bei Morbus Schlatter	109
8.	Meniscektomie	109
9.	Traumatische Kniegelenkeröffnung	109
10.	Bursektomie Bursa praepatellaris	109

IV a. *Operationen am Unterschenkel bei Erwachsenen* 111

1.	Osteosynthesen bei Tibiakopffrakturen	111
2.	Osteosynthesen bei Tibiaschaftfrakturen	111
2.1.	Fixation der Fraktur mit Platte	111
2.2.	Fixation mit Marknagel	111
3.	Osteosynthesen bei distalen Unterschenkelfrakturen ohne Gelenkbeteiligung	113
4.	Osteosynthesen bei distalen Unterschenkelfrakturen mit Gelenkbeteiligung	113
5.	Tibiakopfosteotomien	115
5.1.	Fixation der Osteotomie mit Fixateur externe	115
5.2.	Fixation der Osteotomie mit T-Platte	115
5.3.	Fixation der Osteotomie mit schräger Schraube	115
6.	Tibiaschaftosteotomien	117
7.	Tibiaverlängerungsosteotomien mit Wagner-Apparat	117
8.	Supramalleoläre Drehosteotomien	117
8.1.	Fixation der Osteotomie mit Fixateur externe	117
8.2.	Fixation der Osteotomie mit Platte	117

9.	Sehnenverpflanzungen am Unterschenkel	119
10.	Achillessehnennaht	119
11.	Achillessehnenschälung bei Achillodynie	119

IVb. *Operationen am Unterschenkel bei Kindern und Jugendlichen* 121
1. Osteosynthesen am proximalen Tibiaende 121
1.1. Osteosynthesen bei Frakturen Typus Aitken II und III und Frakturen der Tuberositas tibiae (Typ Aitken II) . . 121
1.2. Osteosynthesen bei metaphysären Tibiakopffrakturen und hohen Tibiafrakturen mit Interposition des Pes anserinus 121
2. Osteosynthesen bei Unterschenkelschaftfrakturen 121
3. Unterschenkelverlängerungsosteotomie mit Verlängerungs-Apparat nach Wagner 123
4. Supramalleoläre Korrekturosteotomie 123
5. Gastrocnemiusfenestration 123
6. Achillessehnenverlängerung 123

Va. *Operationen an der Malleolengegend bei Erwachsenen* . . 125
1. Osteosynthesen bei OSG-Frakturen 125
1.1. OSG-Fraktur Typ A 125
1.2. OSG-Fraktur Typ B 125
1.3. OSG-Fraktur Typ C 125
2. OSG-Arthrodese 127
3. Bandnaht am OSG 127
4. Bandplastik am OSG 127
5. Plastik nach Peronaeussehnenluxation 127

Vb. *Operationen an der Malleolengegend bei Kindern und Jugendlichen* 129
1. Osteosynthesen bei distalen Unterschenkelfrakturen . . 129
2. Bandnaht am OSG 129
3. Plastik nach Peronaeussehnenluxation 129

VIa. *Operationen am Fuß bei Erwachsenen* 131
1. Osteosynthesen bei Talusfrakturen 131
1.1. Osteosynthesen bei Talushals- oder Körperfrakturen . . 131

1.2.	Osteosynthesen bei Frakturen des Processus lateralis und posterior tali 131
2.	Osteosynthesen bei Calcaneusfrakturen 131
3.	Knöcherner Ausriß der Achillessehne 131
4.	Osteosynthesen bei Frakturen der Tarsalknochen 133
5.	Osteosynthesen bei Frakturen der Metatarsalia 133
5.1.	Metatarsalschaftbrüche 133
5.2.	Metatarsalbasisbrüche 133
6.	Osteosynthesen bei Zehenfrakturen 135
7.	Calcaneusosteotomie nach Dwyer 135
8.	Fußarthrodesen 135
9.	Tripplearthrodese 137
10.	Sehnenverpflanzungen am Fuß 137
11.	Operationen bei Hallux-valgus 137
11.1.	Operation nach Hohmann 137
11.2.	Operation nach Keller-Brandes 139
12.	Arthrodese Großzehenendgelenk 139
13.	Hammerzehenoperation 139
VIb.	*Operationen am Fuß bei Kindern und Jugendlichen* . . . 141
1.	Osteosynthesen bei Talusfrakturen 141
1.1.	Osteosynthesen bei Talushals- oder Körperfrakturen . . 141
1.2.	Osteosynthesen bei Frakturen des Processus lateralis oder posterior tali 141
2.	Osteosynthesen bei Calcaneusfrakturen 141
3.	Osteosynthesen bei Frakturen der Tarsalknochen 143
4.	Kirschnerdrahtosteosynthesen bei Frakturen der Metatarsalia 143
5.	Osteosynthesen nach Zehenfrakturen 143
6.	Klumpfußoperationen 145
6.1.	Weichteiloperationen 145
6.2.	Ossäre Klumpfußoperationen 145
7.	Operationen bei congenitalem Plattfuß 145
D.	**Literatur** 147
E.	**Sachverzeichnis** 149

Einleitung

Die postoperative Weiterbehandlung ist mindestens ebenso entscheidend wie der Eingriff selbst.

(W. Blaunt)

Es existiert noch vielerorts der Irrglaube, daß mit der Operation die Behandlung eines Patienten abgeschlossen sei. Trotz fachgerecht ausgeführter Operation ist eine sorgfältige und zielgerichtete Nachbehandlung über längere Zeit außerordentlich wichtig. Zweckmäßige Verbände, Lagerungen und eine sorgfältige Nachbehandlung sind die Voraussetzungen für ein gutes Resultat. Damit lassen sich viele Komplikationen wie Weichteilschädigungen und Gelenkversteifungen vermeiden. Nach Operationen am Bewegungsapparat können Schäden durch eine unsachgemäße oder versäumte Nachbehandlung entstehen, die dem Patienten oft über Wochen zu schaffen machen und seine Arbeitsunfähigkeit unnötig verlängern. Auch hier gilt das Prinzip, »vorbeugen ist besser als heilen«.

In diesem Buch werden Verbände, Lagerungen und weitere postoperative Maßnahmen nach traumatologischen und orthopädischen Eingriffen dargestellt, welche sich an einer Klinik mit einem sehr großen Krankengut bestens bewährt haben. Es sind dies postoperative Nachbehandlungsmethoden, wie sie an der Klinik für Traumatologie und Chirurgie des Bewegungsapparates des Kantonsspitals St. Gallen seit Jahren angewendet werden.

Das Buch wendet sich an den Unfallchirurgen und an den operativ tätigen Orthopäden. Für jede Körperregion außer dem Rücken werden zuerst die postoperativen Maßnahmen bei Erwachsenen, dann bei Kindern und Jugendlichen dargelegt. Postoperative Maßnahmen nach Rückenoperationen wurden bewußt weggelassen, da sich schematische Richtlinien kaum aufstellen lassen und Eingriffe an der Wirbelsäule in kleineren Spitälern in der Regel nicht ausgeführt werden.

Jede Seite zeigt den gleichen Aufbau mit Art des Verbandes, der Lagerung und des postoperativen Procedere mit der Dauer der Ruhigstellung und der Teilbelastung. Ein stures Einhalten von schematischen Richtlinien für die Nachbehandlung wäre gefährlich. Wir möchten darauf hinweisen, daß der Operateur die Nachbehandlung individuell jedem Fall anpassen muß.

An dieser Stelle möchten wir unserem Chef Herrn Prof. B. G. Weber für seine Anregungen und Unterstützung herzlich danken. Herr Dr. Segmüller, leitender Arzt der Abteilung für Handchirurgie, hat uns bei der Bearbeitung des Kapitels Handchirurgie sehr unterstützt. Herr Dr. Brunner, erster Oberarzt, hat uns bei der Durchsicht manche nützliche Hinweise gegeben. An sie geht unser herzlicher Dank.

Den Photolaborantinnen Frau Schaffner, Frau Streich und Fräulein Clerici sowie unserer Sekretärin Fräulein Schrepfer gehört unser Dank für ihre unentbehrliche Mitarbeit. Dem Springer-Verlag sind wir dankbar für die großzügige und perfekte Drucklegung.

F. HARDEGGER
D. BIANCHINI

A. Allgemeines über Verbände, Lagerungen und Nachbehandlungen

1. Verbände

Jede Operation wird mit dem steril angebrachten Verband beendet. Der postoperative Wundverband soll einerseits eine Kontamination der Wunde von außen verhindern, anderseits die aus der Wunde austretenden Wundsekrete aufsaugen. Das Bedecken der Wunde mit feuchtigkeitsundurchlässigen Folien oder mit Wundspray halten wir für ungünstig, da diese die Retention der Wundsekrete begünstigen. Der Wundspray verhindert das Trocknen der Haut und verstopft zudem Schweiß- und Talgdrüsen *(wo Retention, da Infektion)*. Aber auch direkt auf die Operationswunde aufgelegte Kompressen können sich ungünstig auswirken. Dies geschieht dann, wenn sie sich mit Blut vollsaugen und nach dem Trocknen hart werden. Nicht selten haben wir Drucknekrosen auf empfindlicher Haut durch solche Kompressen beobachtet. In der Regel bedecken wir die Operationswunde mit lockerem und saugfähigem Krüll (auseinandergefaltete Kompressen). Darüber werden locker einige Schichten synthetische Watte gelegt. Den Abschluß bildet eine elastische Binde, die ebenfalls ohne Zug angewickelt wird. Diesen Verband nennen wir *Deck-Saugverband*. Kompressionsverbände, bei denen die Binden stark angezogen werden, sind postoperativ kaum mehr indiziert.

2. Lagerungen

Bei jeder Operation wird die Zirkulation im Wundgebiet gestört und es kommt zur Schwellung. Starke und über längere Zeit andauernde Schwellungen gefährden die Wundheilung und begünstigen die Bildung einer Dystrophie. Ein gewisses Maß an Wundoedem ist oft unvermeidbar. Mit der *konsequenten Hochlagerung* im Liegen können aber Schwellungszustände vermieden oder rasch zum Abklingen gebracht werden. Die Hochlagerung der unteren Extremität kann durch Schrägstellen des Bettes, mit unterlegten Kissen, mit Hochlagerungsschienen usw. erreicht werden (Faustregel: Knie höher als Herz, Fuß höher als Knie). Die untere Extremität soll zur Vermeidung von Druckstellen in einer Schaumstoffschiene gelagert werden. Seit Verwendung solcher Schaumstoffschienen haben wir lagerungsbedingte Peronaeus-Lähmungen nicht mehr beobachten können. Zur Hochlagerung der oberen Extremität benützen wir Spreukissen, Armbänklein oder besondere Aufhängevorrichtungen. In jedem Fall ist auf die gute Polsterung des Ellbogens zu achten, um eine Schädigung des Nervus ulnaris zu vermeiden.

3. Nachbehandlungen

Sofort nach Beendigung der Operation wird an unserer Klinik ein *postoperatives Verordnungsblatt* ausgefüllt (**Abb. 1**). Darauf werden postoperative Maßnahmen während des Spitalaufenthaltes sowie nach der Entlassung festgehalten. Dieses Verordnungsblatt bringt den Vorteil, daß der Stationsarzt und auch das Pflegepersonal sofort nach der Operation über die Nachbehandlung orientiert werden.

In jedem Fall sollte vom Operateur ein genauer *Nachbehandlungsplan* auch im Operationsbericht festgelegt werden. Nur derjenige, der eine Operation selber ausgeführt hat weiß, ob eine Osteosynthese belastungsstabil oder nur übungsstabil ist.

Die *Dauer der Ruhigstellung* wird zur Vermeidung von Immobilisierungsschäden eher kurz bemessen. Diese können durch möglichst frühzeitige, aktive und schmerzfreie Mobilisierung der Muskeln und Gelenke vermieden werden.

Unter völliger Entlastung erfolgt eine rasche Demineralisierung des Knochens. Deshalb ist es wichtig, möglichst rasch eine angemessene *Teilbelastung* auf den Knochen einwirken zu lassen. Dies wird am besten durch sofortige *aktive Bewegungsübungen* erreicht. An der unteren Extremität bewirkt das Abrollen des Fußes einen Sohlenkontakt von 5–10 kg. Ist eine höhere Teilbelastung indiziert, so muß der gewünschte Druck auf der Fußwaage eingeübt werden.

POSTOPERATIVES VERORDNUNGSBLATT (ORTHOPAEDIE/TRAUMATOLOGIE

Name. *Müller Verena* .... geb. *1938* ...... Op.Datum. *15. 9. 1977*

Diagnose. *OSG - Luxationsfraktur Typ C rechts* ....

Operation. *Plattenosteosynthese Malleolus fibularis + Naht Ligamentum deltoideum*

Postop.Behandlung: Gips für *7* Tage, Aufstehen ab *2. postop. Tag*
Belastung *0* Kg, Gelenkmobilisation ab *7. Tag*
Antibiotika .... *∅*
Antikoagulation ..... *∅*

Entlassung mit: Stöcken allein, Vollbelastung ab ....
Gehgips bis *USGG für 6 Wochen*
Gipshülse bis ....
Bemerkungen *funktionelle Zwischenbehandlung bis zur Wundheilung* Der Operateur *Heine*

1

Vor der Spitalentlastung müssen den Patienten *genaue Anweisungen* über Belastung, Hochlagerung und Bewegungsübungen mitgegeben werden. Ebenso müssen die Patienten auf die 3 Zeichen »*Schmerz*«, »*Schwellung*« und »*Überwärmung*« aufmerksam gemacht werden, die einzeln oder kombiniert zur Vorsicht mahnen.

B. Schultergürtel und obere Extremität

Ia. Operationen am Schultergürtel bei Erwachsenen
1. Claviculaosteosynthesen
2. Acromioclavicularluxation
3. Scapulaosteosynthesen
4. Schulterarthrodese
5. Habituelle Schulterluxationen
5.1. Humerusdrehosteotomie und Limbusverschraubung
5.2. Spanplastiken
6. Rotatorenmanschettenruptur

Ib. Operationen am Schultergürtel bei Kindern und Jugendlichen
1. Osteosynthesen an der Clavicula
2. Osteosynthesen bei Glenoidfrakturen
3. Spanplastik bei habituellen Schulterluxationen

IIa. Operationen am Oberarm bei Erwachsenen
1. Osteosynthesen bei Frakturen des proximalen Humerus
1.1. Fraktur des Tuberculum majus
1.2. Subcapitale Humeruskopffraktur
2. Osteosynthesen bei Humerusschaftfrakturen
3. Osteosynthesen bei extraarticulären, distalen Humerusfrakturen

IIb. Operationen am Oberarm bei Kindern und Jugendlichen
1. Osteosynthesen bei irreponiblen Frakturen des proximalen Humerus
1.1. Epiphysenlösung und Lysefrakturen (Aitken I)
2. Osteosynthesen bei distalen extraarticulären Humerusfrakturen

IIIa. Operationen am Ellbogen bei Erwachsenen
1. Osteosynthesen bei intraarticulären, distalen Humerusfrakturen
2. Osteosynthesen bei Olecranonfrakturen
3. Osteosynthesen bei Radiusköpfchenfrakturen
4. Resektion des Radiusköpfchens bei Köpfchentrümmerfraktur
5. Osteosynthesen des Processus coronoideus
6. Ventrale Capsulektomie am Ellbogengelenk

IIIb. Operationen am Ellbogen bei Kindern und Jugendlichen
1. Osteosynthesen bei distalen, intraarticulären Humerusfrakturen
2. Osteosynthesen bei Olecranonfrakturen
3. Osteosynthesen bei Radiushalsfrakturen
4. Osteosynthesen bei Radiusköpfchenmeißelfrakturen

IVa. Operationen am Vorderarm bei Erwachsenen
1. Osteosynthesen bei Vorderarmschaftfrakturen
2. Osteosynthesen bei irreponiblen oder instabilen distalen Radiusfrakturen
2.1. Osteosynthesen mit Kirschnerdraht
2.2. Osteosynthesen mit Plättchen

IVb. Operationen am Vorderarm bei Kindern und Jugendlichen
1. Osteosynthesen bei Vorderarmschaftfrakturen
2. Osteosynthesen bei distalen Vorderarmfrakturen

V. Operationen an der Hand
   Hochlagerung nach Operationen an der Hand
1. Osteosynthesen bei Frakturen der Metacarpalia
1.1. Frakturen Metacarpalia II-V
1.2. Fraktur Metacarpale I
   a) Retentions-Osteosynthesen mit Doppelkirschnerdraht
   b) Stabile Osteosynthese
2. Osteosynthesen bei Frakturen der Phalangen
3. Korrekturosteotomien an den Metacarpalia
4. Korrekturosteotomien an den Phalangen
4.1. Osteotomie mit Kirschnerdraht-Stabilisierung

4.2. Osteotomie mit stabiler Fixation
5. Pseudarthrosenoperationen an den Metacarpalia und Phalangen
6. Operationen bei Navicularepseudarthrose
6.1. Autologe Knochenplastik nach Matti-Russe
6.2. Stabile Osteosynthese
7. Strecksehnennaht
8. Beugesehnennaht
9. Opponensplastik
10. Nervennaht
11. Fasciektomie nach Dupuytrenscher Kontraktur
12. Alloarthroplastiken an der Hand
13. Synovektomien an der Hand
14. Fingerarthrodesen
14.1. Adaptationsarthrodese mit gekreuztem Kirschnerdraht
14.2. Stabile Osteosynthese
15. Stabile Arthrodese des Trapezo-Metacarpalgelenkes
16. Carpometacarpal- und intracarpale Arthrodese
17. Stabile Arthrodese Handgelenk

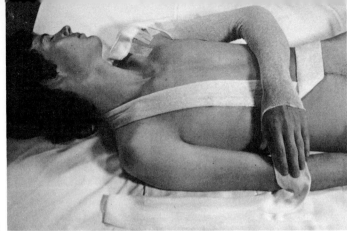

2a

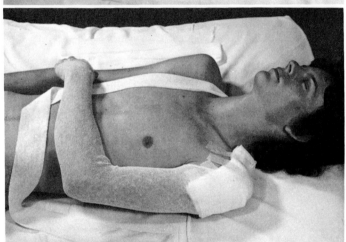

b

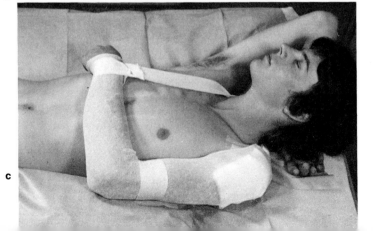

c

I a. Operationen am Schultergürtel bei Erwachsenen

1. Claviculaosteosynthesen

Verband und Lagerung
Deck-Saugverband und Fixation des Armes mit Gilchristverband (**Abb. 2a, b**). Lagerung des Oberarmes auf einem Spreusack, um ein Abweichen nach hinten zu verhindern (**Abb. 2c**).

Procedere
Mobilisation des Patienten am ersten postoperativen Tag. Nach 4 Tagen Verbandabnahme und zunehmende Mobilisation des Schultergelenkes.

2. Acromioclavicularluxation

Verband und Lagerung
Deck-Saugverband und Ruhigstellung mit Gilchristverband (**Abb. 2a–c**).

Procedere
Verband für 4 Tage, dann zunehmende Mobilisation des Schultergelenkes.

3. Scapulaosteosynthesen

Verband und Lagerung
Deck-Saugverband und Ruhigstellung mit Gilchristverband. Der Oberarm liegt auf einem Spreusack, um ein Abweichen nach hinten zu verhindern (**Abb. 2a–c**).

Procedere
Verband für 4 Tage, dann zunehmende Mobilisation des Schultergelenkes.

4. Schulterarthrodese

Verband und Lagerung
Deck-Saugverband und Ruhigstellung mit Gilchristverband. Lagerung von Oberarm und Ellbogen auf einem Spreusack (**Abb. 2a–c**).

Procedere
Sofort postoperativ isometrisches Muskeltraining der Schultergürtelmuskulatur. Nach 4 Tagen Verbandabnahme und zunehmende *aktive Bewegungsübungen* des Schultergürtels *innerhalb der Schmerzgrenze*.

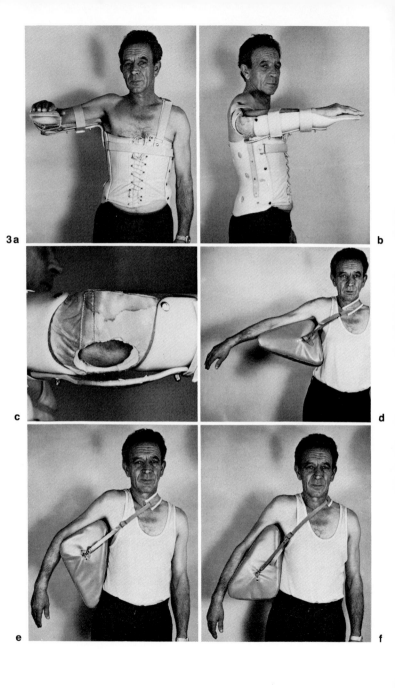

5. Habituelle Schulterluxationen

5.1. Humerusdrehosteotomie und Limbusverschraubung

Verband und Lagerung

Deck-Saugverband und Ruhigstellung mit Gilchristverband (**Abb. 2**, S. 8). Oberarm und Ellbogen liegen auf einem Spreusack, um das Abweichen nach dorsal zu verhindern.

Procedere

Gilchristverband für 4 Tage, dann *Pendelübungen* und zunehmende *Mobilisation* des Schultergelenkes *innerhalb der Schmerzgrenze*. Passive Bewegungsübungen sind zu unterlassen, weil dadurch die Subscapularisnaht unter Spannung kommen kann.

5.2. Spanplastiken

Verband und Lagerung

Deck-Saugverband und Ruhigstellung mit Gilchristverband (**Abb. 2**, S. 8). Lagerung von Oberarm und Ellbogen auf einem Spreusack, um das Abweichen nach hinten zu verhindern.

Procedere

Gilchristverband für 5 Tage. Dann *Pendelübungen* und zunehmende *Mobilisation* des Schultergelenkes *innerhalb der Schmerzgrenze*. Passive Bewegungsübungen erübrigen sich.

6. Rotatorenmanschettenruptur

Verband und Lagerung

Deck-Saugverband. Lagerung auf Abduktionsschiene (**Abb. 3a, b**). Wegen Gefahr eines Ulnarisdruckschadens muß der Ellbogen gut gepolstert sein. Er darf auf keinen Fall direkt auf der harten Kunststoffschiene aufliegen (**Abb. 3c**).

Procedere

6 Wochen isometrische Muskelübungen von Schultergürtel, Oberarm und Vorderarm auf der Schiene. Nach 6 Wochen *aktive* Abduktionsübungen von der Schiene aus. Nach 8 Wochen *stufenweise* Adduktionsübungen auf dem Keilpolster nach Thoren, dazwischen wieder Lagerung auf der Schiene (**Abb. 3d–f**). Die Abduktionsschiene kann weggelassen werden, sobald die Neutralstellung erreicht ist. Übungen *gegen Widerstand* nicht vor 8 Wochen.

Merke

Gefahr eines Ulnarisdruckschadens bei schlecht angepaßter Schiene.

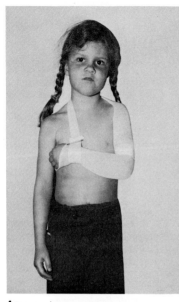
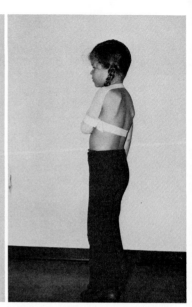

4a b

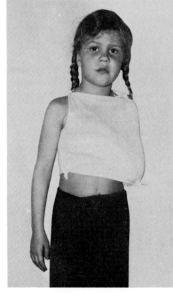
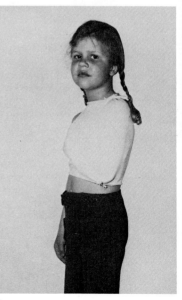

5a b

Ib. Operationen am Schultergürtel bei Kindern und Jugendlichen

Frakturen am Schultergürtel bei Kindern werden an unserer Klinik meistens konservativ versorgt. In bestimmten Fällen ist aber die Operation erforderlich (S. Weber, Brunner, Freuler: Die Frakturenbehandlung bei Kindern und Jugendlichen: Springer 1978).

1. Osteosynthesen an der Clavicula
(Claviculafrakturen, Claviculapseudarthrose)

Verband und Lagerung Deck-Saugverband und Ruhigstellung des Armes mittels Gilchristverband (**Abb. 4a, b**).

Procedere Verband bis zur Wundheilung, dann Freigabe.

2. Osteosynthesen bei Glenoidfrakturen

Verband und Lagerung Deck-Saugverband und Ruhigstellung des Armes mittels Velpeau-Verband (**Abb. 5c, d**).

Procedere Velpeau-Verband für 1–2 Wochen. Anschließend funktionelle Nachbehandlung.

3. Spanplastik bei habituellen Schulterluxationen

Verband und Lagerung Deck-Saugverband und Ruhigstellung des Armes mittels Velpeau-Verband (**Abb. 5c, d**).

Procedere Velpeau-Verband für 4 Wochen, damit das Kind das *falsche Bewegungsmuster* der willkürlichen, habituellen Luxation verliert. Dann zunehmende Mobilisation.

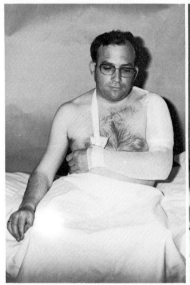
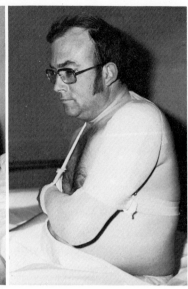

6a b

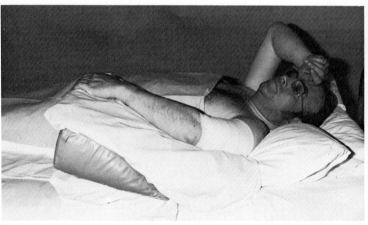

7

II a. Operationen am Oberarm bei Erwachsenen

1. Osteosynthesen bei Frakturen des proximalen Humerus

1.1. Fraktur des Tuberculum majus

Verband und Lagerung Deck-Saugverband. Antalgische Ruhigstellung des Armes mit Gilchristverband (**Abb. 6a, b**).

Procedere Verband für 4 Tage, dann *aktive* Bewegungsübungen. Vollbelastung des Armes nach 6–8 Wochen.

1.2. Subcapitale Humeruskopffraktur

Verband und Lagerung Deck-Saugverband. Antalgische Ruhigstellung des Armes mit Gilchristverband (**Abb. 6a, b**).

Procedere Verband für 4 Tage, dann *aktive* Bewegungsübungen. Vollbelastung des Armes nach 6–8 Wochen.

2. Osteosynthesen bei Humerusschaftfrakturen

Verband und Lagerung Deck-Saugverband. Leicht erhöhte Lagerung des Armes auf einem Spreusack (**Abb. 7**).

Procedere Am 2. postoperativen Tag Beginn mit *aktiven* Bewegungen von Schulter- und Ellbogengelenk. Vollbelastung des Armes nach 6–8 Wochen.

3. Osteosynthesen bei extraarticulären, distalen Humerusfrakturen
(Epicondylusfrakturen, supracondylärer einfacher Bruch, supracondylärer Mehrfragmentenbruch)

Verband und Lagerung wie bei Nr. 2 (**Abb. 7**)

Procedere wie bei Nr. 2

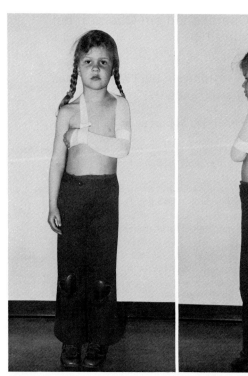
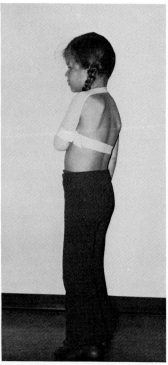

8a b

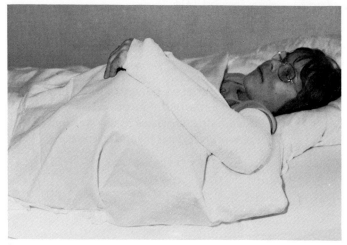

9

IIb. Operationen am Oberarm bei Kindern und Jugendlichen

1. Osteosynthesen bei irreponiblen Frakturen des proximalen Humerus

1.1. Epiphysenlösung und Lysefrakturen (Aitken I)

Verband und Lagerung
Deck-Saugverband und Ruhigstellung mit einem Gilchristverband (**Abb. 8a, b**).

Procedere
Bei *Fixierung mit Kirschnerdrähten* wird der Gilchristverband 4 Wochen belassen.
Bei *Schraubenosteosynthese* Gilchristverband für 4 Tage, dann zunehmende Mobilisation.

2. Osteosynthesen bei distalen extraarticulären Humerusfrakturen
(Epicondylusfrakturen, supracondylärer einfacher Bruch, supracondylärer Mehrfragmentenbruch).

Verband und Lagerung
Deck-Saugverband und dorsale Oberarmgipsschiene in 90 Grad Flexionsstellung. Lagerung des Armes auf einem Spreusack (**Abb. 9**).

Procedere
Oberarmgipsschiene bis zur Wundheilung. Nach Entfernen der Fäden Anlegen eines Oberarmzirkulärgipses für 5 Wochen. Dann Hospitalisation zur Kirschnerdraht-Entfernung und Beginn mit aktiver Mobilisation.

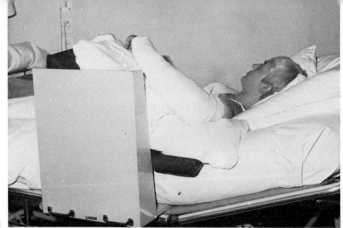

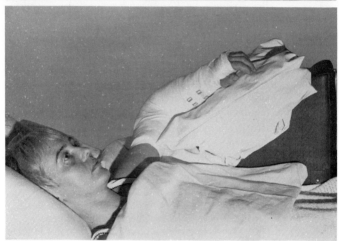

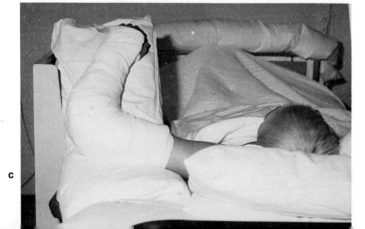

III a. Operationen am Ellbogen bei Erwachsenen

1. Osteosynthesen bei intraarticulären, distalen Humerusfrakturen
(Monocondyläre Frakturen, bicondyläre Frakturen)

Verband und Lagerung
Deck-Saugverband. Oberarmgipsschiene mit Rechtwinkelstellung des Ellbogengelenkes und Lagerung des Armes auf einem Spreusack oder Armbänklein (**Abb. 10a–c**).

Procedere
Gipsschiene für 4 Tage, dann zunehmend *aktive* Bewegungsübungen des Ellbogengelenkes *innerhalb der Schmerzgrenze*. Passive Bewegungstherapie ist zu unterlassen.

Cave
Eine Ruhigstellung des Ellbogengelenkes von mehr als 10 Tagen kann bei Erwachsenen zur Kapselschrumpfung mit Versteifungen führen. Deshalb ist eine möglichst *frühzeitige* Mobilisation anzustreben.

2. Osteosynthesen bei Olecranonfrakturen
(Querbruch, Schrägbruch, Mehrfragmentenbruch)

Verband und Lagerung
Deck-Saugverband. Oberarmgipsschiene in Rechtwinkelstellung und Lagerung des Armes auf einem Spreusack oder Armbänklein (**Abb. 10a–c**).

Procedere
Gipsschiene bis zur gesicherten Wundheilung. Nach Wundheilung zunehmend *aktive* Bewegungsübungen.

Merke
Da diese *Osteosynthesen übungsstabil* sind, muß die *Nachbehandlung funktionell* erfolgen.

3. Osteosynthesen bei Radiusköpfchenfrakturen

Verband und Lagerung
Deck-Saugverband. Oberarmgipsschiene in Rechtwinkelstellung und Lagerung des Armes auf einem Spreusack oder Armbänklein (**Abb. 10a–c**).

Procedere
Gipsschiene für 4 Tage, dann zunehmend *aktive* Bewegungsübungen im Ellbogengelenk und Pronations- und Supinationsübungen innerhalb der Schmerzgrenze.

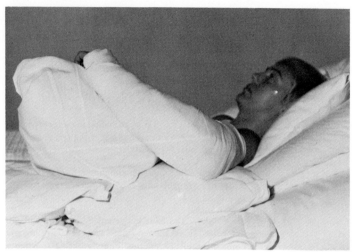

11

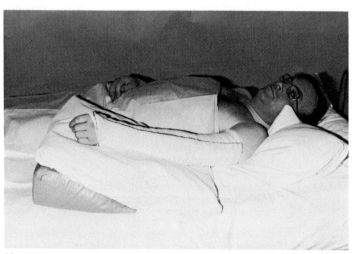

12

4. Resektion des Radiusköpfchens bei Köpfchentrümmerfraktur

Verband und Lagerung

Deck-Saugverband. Oberarmgipsschiene in Rechtwinkelstellung im Ellbogen und Lagerung des Armes auf einem Spreusack oder Armbänklein (**Abb. 11**).

Procedere

Gipsschiene für 4 Tage, dann zunehmend *aktive* Bewegungsübungen im Ellbogengelenk. Pronations- und Supinationsübungen innerhalb der Schmerzgrenze.

5. Osteosynthesen des Processus coronoideus

Verband und Lagerung

Deck-Saugverband. Oberarmgipsschiene in Rechtwinkelstellung im Ellbogen und Lagerung des Armes auf einem Spreusack oder Armbänklein (**Abb. 11**).

Procedere

Gipsschiene für 4 Tage, dann zunehmend *aktive* Bewegungsübungen im Ellbogengelenk.

6. Ventrale Kapsulektomie am Ellbogengelenk

Verband und Lagerung

Deck-Saugverband und Hochlagerung des Armes in Streckstellung, Gipsschiene abnehmbar (**Abb. 12**).

Procedere

Ab 2. postoperativem Tag zunehmende aktive Bewegungsübungen. Um eine erneute Kapselschrumpfung und Vernarbung zu verhindern, sollte die *aktive Bewegungstherapie möglichst früh* einsetzen. Zwischenzeitliche Lagerung in Streckstellung auf gepolsterter dorsaler Gipsschiene für 4–6 Wochen.

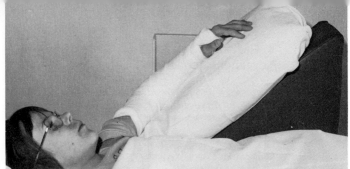

13a

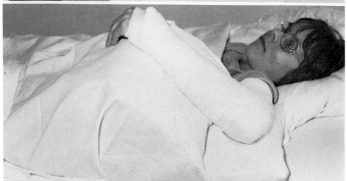

b

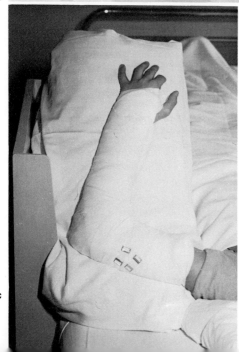

c

IIIb. Operationen am Ellbogen bei Kindern und Jugendlichen

1. Osteosynthesen bei distalen, intraarticulären Humerusfrakturen
(Monocondyläre Frakturen, bicondyläre Frakturen)

Verband und Lagerung
Deck-Saugverband und dorsale Oberarmgipsschiene in Rechtwinkelstellung im Ellbogengelenk (**Abb. 13 a–c**).

Procedere
Gipsschiene bis zur Wundheilung. Bei *Kirschnerdrahtosteosynthese Oberarmzirkulärgips* in Rechtwinkelstellung für 5 Wochen. Dann stationäre Aufnahme zur Gips- und Metallentfernung. Anschließend zunehmende aktive Mobilisation. Bei *Plattenosteosynthese funktionelle Nachbehandlung* nach Wundheilung.

2. Osteosynthesen bei Olecranonfrakturen

Verband und Lagerung
Wie bei Nr. 1 (**Abb. 13 a–c**).

Procedere
Gipsschiene bis zur Wundheilung. Nach Wundheilung zunehmend aktive Bewegungstherapie.

Merke
Da diese *Osteosynthesen übungsstabil* sind, soll die *Nachbehandlung funktionell* erfolgen.

3. Osteosynthesen bei Radiushalsfrakturen

Verband und Lagerung
Wie bei Nr. 1 (**Abb. 13 a–c**).

Procedere
Gipsschiene bis zur Wundheilung. Oberarmzirkulärgips für weitere 2 Wochen. Dann stationäre Aufnahme zur Gips- und Kirschnerdrahtentfernung. Anschließend zunehmende Mobilisation.

4. Osteosynthesen bei Radiusköpfchenmeißelfrakturen

Verband und Lagerung
Wie bei Nr. 1 (**Abb. 13 a–c**).

Procedere
Oberarmgipsschiene für 12 Tage.
Nach Wundheilung zunehmende aktive Mobilisation.

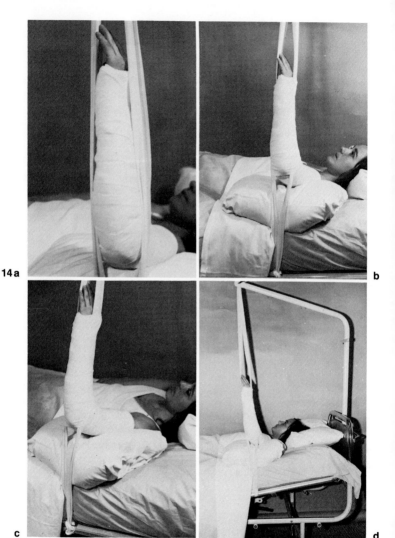

IVa. Operationen am Vorderarm bei Erwachsenen

1. Osteosynthesen bei Vorderarmschaftfrakturen
(Monteggia- und Galeazzifrakturen)
(Diaphysäre Frakturen im proximalen/mittleren Drittel und distalen Bereich)

Verband und Lagerung	Deck-Saugverband und dorsale Oberarmgipsschiene. Hochlagerung des Armes auf einem Spreusack. Besteht die Gefahr einer *massiven Schwellung*, muß der *Arm mittels einer Aufhängevorrichtung maximal hochgelagert* werden (**Abb. 14a–d**).
Procedere	Antalgische Gipsschiene für 4 Tage, dann zunehmende aktive Mobilisation von Hand- und Ellbogengelenk. Pronations- und Supinationsübungen innerhalb der Schmerzgrenze.

2. Osteosynthesen bei irreponiblen oder instabilen distalen Radiusfrakturen

2.1. Osteosynthesen mit Kirschnerdraht

Verband und Lagerung	Deck-Saugverband und volare Vorderarmgipsschiene. Hochlagerung des Armes auf Armbänklein. *Bei Schwellung Maximalhochlagerung* mittels Aufhängevorrichtung (**Abb. 14a–d**).
Procedere	Gipsschiene für 4 Wochen postoperativ. Dann ambulante Kirschnerdrahtentfernung und Anlegen eines Vorderarmzirkulärgipses für weitere 2 Wochen. Nach Gipsentfernung intensive Bewegungsübungen des Handgelenkes. Streck- und Beugeübungen der Finger.

2.2. Osteosynthesen mit Plättchen

Verband und Lagerung	Deck-Saugverband und volare Vorderarmgipsschiene. Hochlagerung des Armes auf Armbänklein.
Procedere	Gipsschiene bis zur Wundheilung, dann zunehmend aktive Mobilisation.
Merke	Besteht auch nach der Entlassung eine *Schwellungstendenz*, so ist zur Sudeckprophylaxe die *intermittierende Hochlagerung* unbedingt erforderlich.

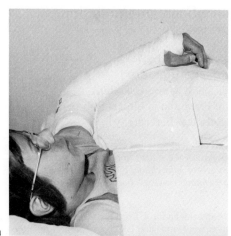
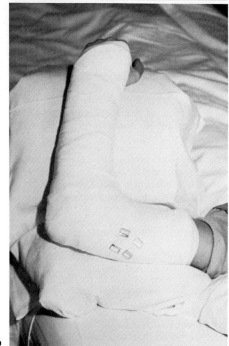

IVb. Operationen am Vorderarm bei Kindern und Jugendlichen

Die Vorderarmfrakturen im Kindesalter werden an unserer Klinik in der Regel konservativ behandelt. In seltenen Fällen ist aber eine operative Versorgung indiziert (s. Weber, Brunner, Freuler: Die Frakturenbehandlung bei Kindern und Jugendlichen: Springer 1978).

1. Osteosynthesen bei Vorderarmschaftfrakturen

Verband und Lagerung

Deck-Saugverband und dorsale Oberarmgipsschiene. Hochlagerung des Armes auf einem Spreusack (**Abb. 15a, b**).

Procedere

Oberarmgipsschiene bis zur Wundheilung. Bei *stabiler* Osteosynthese *funktionelle* Nachbehandlung. Bei *instabilen* Minimal-Osteosynthesen *Oberarmzirkulärgips* für 4–6 Wochen, je nach Alter.

2. Osteosynthesen bei distalen Vorderarmfrakturen
(Distale metaphysäre Frakturen, Epiphysenlösung, Epiphysenfrakturen)

Verband und Lagerung

Deck-Saugverband und dorsale Oberarmgipsschiene. Hochlagerung des Armes auf einem Spreusack (**Abb. 15a, b**).

Procedere

Gipsschiene für 12 Tage. Nach Fädenentfernung Oberarmzirkulärgips für 5 Wochen. Bei Kirschnerdraht-Osteosynthese Re-Hospitalisation zur Gips- und Metallentfernung. Anschließend funktionelle Behandlung.

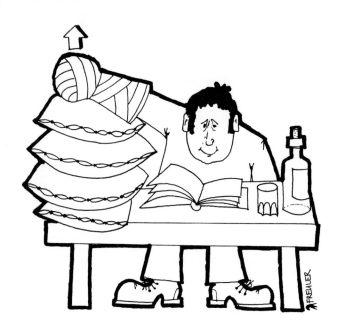

MERKE: AUCH ELLBOGEN HÖHER ALS NASE

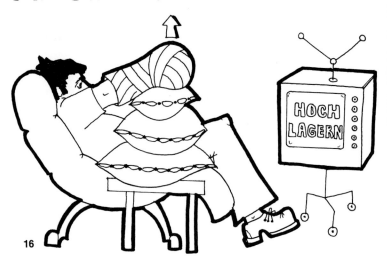

V. Operationen an der Hand

a) Im allgemeinen gibt es *keine Druckverbände,* sondern *schienende Saugverbände* nach Operationen an der Hand (d. h. Krüll oder anderes saugfähiges Material über der mit Vaseline-Gaze bedeckten Operationswunde und Gipsschiene zur Ruhigstellung). Wir belassen nach Möglichkeit mehrere kleine Drainageöffnungen in der Haut anstelle der Redondrainage.

b) Weil reichlich Polster (Krüll und Kunststoffwatte) verwendet wird, kann die *Gipsschiene* nahezu immer *palmar* angelegt werden, auch dann, wenn die Operationswunde ebenfalls palmar liegt. Wir sind der Meinung, daß die *operierte* Hand auf der Gipsschiene *ruhen* und *nicht* an der Gipsschiene *aufgehängt* werden soll.

c) Schwellungen nach Traumata oder Operationen an der Hand sind *unvermeidlich;* ihre frühe Bekämpfung ist für den Erfolg der Operation entscheidend. Deshalb ist eine konsequente Hochlagerung des Armes unbedingt erforderlich.

Patienten, welche ambulant an der Hand operiert werden, erhalten mündlich Instruktionen bezüglich Hochlagerung. Zusätzlich geben wir diesen Patienten ein *Merkblatt* über das postoperative Verhalten, speziell die Hochlagerung, mit nach Hause (**Abb. 16**).

d) Die Lagerung und Nachbehandlung nach Handoperationen bei *Kindern* unterscheidet sich nicht von denen der Erwachsenen. Die Gipsschienen hingegen müssen *generell bis über den rechtwinklig gebeugten Ellbogen hinausreichen,* um ein Abstreifen des Verbandes nicht zu ermöglichen.

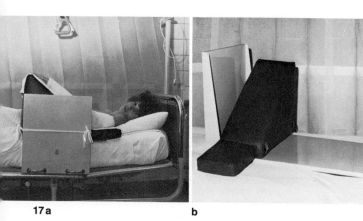

17a, b

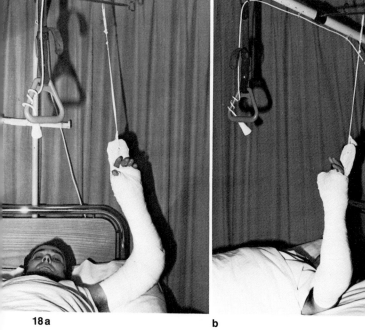

18a, b

Hochlagerung nach Operationen an der Hand

Abb. 17a u. b. *Minimal-Hochlagerung.* **a** Ein Polsterkeil mit Plastiküberzug dient zur postoperativen Lagerung des Armes. In das unter die Matratze eingeschobene Rechtwinkelbrett wird der Dreieckkeil eingelegt und locker befestigt. In gleicher Weise kann auch der Arm beim unruhigen Patienten unmittelbar nach der Operation locker befestigt werden. Im allgemeinen aber bleibt der ganze Arm frei zur Aufnahme von Bewegungsübungen an Schulter und Ellbogen. Die *Inklination* ist ausreichend für einen *adäquaten venösen Rückfluß* am Arm. **b** 1. Rechtwinkelbrett mit seitlicher Führung für den Polsterkeil. Die horizontale Verlängerung wird unter die Matratze geschoben. 2. Polsterkeil mit Neigung. Laschen zur Befestigung. Auflagepolster für Ellbogen

Abb. 18a u. b. *Maximal-Hochlagerung.* **a** Gipsschiene bis in die Axilla, Ellbogen rechtwinklig gebeugt, damit der Verband nicht wegrutscht. Der Infusions-Haken dient der permanenten Aufhängung des ganzen Armes. Die Gipsschiene wird zu diesem Zweck verlängert. *Oberarm und Vorderarm liegen höher als Vorhöfe.* Diese Hochlagerung wird verordnet, die Dauer von Anfang an bestimmt. **b** Je nach Typ oder Lokalisation der Operation bleiben die Finger ganz oder teilweise frei zur Übungsbehandlung. Deshalb liegt die Gipsschiene ausnahmsweise auf der Streckseite des Vorderarmes mit der Hand

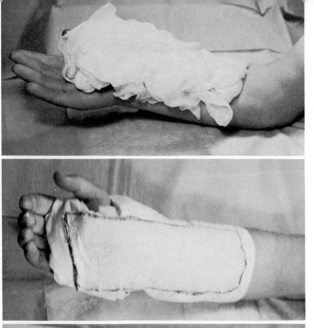

19a

b

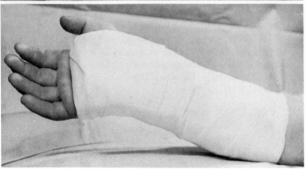

c

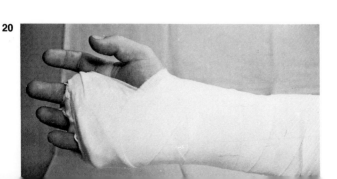

20

1. Osteosynthesen bei Frakturen der Metacarpalia

1.1. Frakturen Metacarpalia II–V
(Luxationsfrakturen, Schaftfrakturen, subcapitale Frakturen)

Verband und Lagerung

Saugverband und palmare Vorderarmgipsschiene bis zur *proximalen* Hohlhandfalte. Finger vollständig frei beweglich bei Metacarpaleschaftfrakturen (**Abb. 19 a–c**). Dagegen bei *distalen, gelenknahen* Metacarpalefrakturen Gazematerial zwischen den Fingern, mit Heftpflasterstreifen sagittal an den Hauptverband fixiert (**Abb. 20**) zur Schienung der Grundphalangen. Eine über den ganzen Verband zusätzlich angelegte elastische Binde dient als Deck- und Schutzverband, der täglich durch den Patienten selbst zu Hause erneuert wird.

Procedere

Der Saug- und Schienenverband selbst wird nicht gewechselt bis zum Abschluß der Wundheilung (12 Tage). Während dieser Zeit Übungen mit allen freien Gelenken. Nach Schienenentfernung Bewegen sämtlicher Gelenke. Abnehmbare Ruheschiene nur noch bei Wundheilungsstörungen oder bei persistierenden Schwellungen.

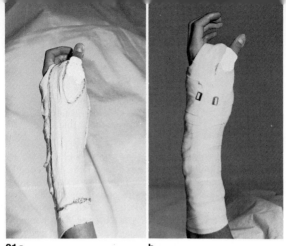

21a, b

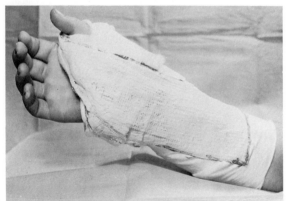

22a

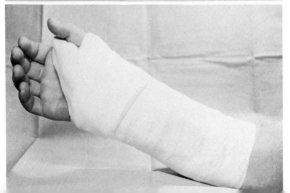

b

1.2. Fraktur Metacarpale I
(Bennett- und Rolandofrakturen, extraarticuläre Basisfraktur)

a) Retentions-Osteosynthese mit percutanem Doppelkirschnerdraht

Verband und Lagerung
Polsterverband (zur Deckung der percutanen Kirschnerdrähte), *palmare-radiale* Vorderarmgipsschiene vom Steigbügeltyp bis zur proximalen Hohlhandfalte und mit Abstützung des Daumens (**Abb. 21a, b**) Endgelenk des Daumens bleibt frei. Lagerung auf Hochlagerungskeil, freie Bewegung der Langfinger.

Procedere
Gipsschiene bis zur Kirschnerdrahtentfernung nach 4 Wochen. Dann freie Bewegung des ganzen Daumenstrahles (vorerst aber nicht gegen Widerstand).

b) Stabile Osteosynthese (Zugschraube oder Platte)

Verband und Lagerung
Saugverband mit *palmarer-radialer* Vorderarmgipsschiene. Hochlagerung, freie Bewegung der Langfinger (**Abb. 22a, b**).

Procedere
Gipsschiene bis Wundheilung (12 Tage). Anschließend vollständige Freigabe des Daumenstrahles.

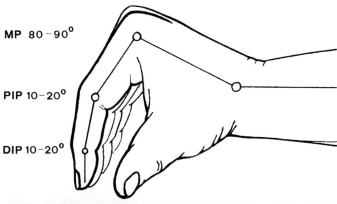

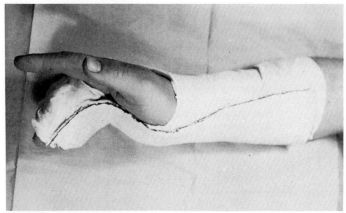

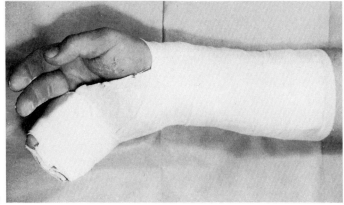

2. Osteosynthesen bei Frakturen der Phalangen
(Basisfraktur der Grundphalanx, Schaftfrakturen, Gelenkfrakturen, meist kombiniert mit Zusatzverletzungen)

Verband und Lagerung

Saugverband und palmare Vorderarmgipsschiene zur Ruhigstellung des Handgelenkes und des oder der operierten Langfinger (inkl. Nachbarfinger). Ruhigstellung in korrekter *Fixationsstellung*: Dorsalextension im Handgelenk 20 Grad, Beugung MP 80 Grad, PIP 10–20 Grad und DIP 10–20 Grad (**Abb. 23a**). Zwischen den entsprechenden Fingern werden Gazestreifen eingelegt zur Vermeidung von Hautmazerationen (**Abb. 23b, c**). Hochlagerung auf Vorderarmkeil.

Procedere

Bei stabiler Osteosynthese Gipsschiene bis Wundheilung (10–12 Tage). Freie Bewegung der Nachbarfinger. Nach Entfernung der Schiene funktionelle Nachbehandlung. Nächtliche Ruheschiene, abnehmbar zu Bewegungsübungen nur wenn Wundheilungsstörungen oder Schwellungen vorliegen.

Merke

Schmerzhafte Finger können nicht schienenfrei nachbehandelt werden.

3. Korrekturosteotomien an den Metacarpalia
(Drehosteotomie, Längsachsenkorrektur, Verlängerungsosteotomie)

Verband und Lagerung

Saugverband und Vorderarmgipsschiene lediglich bis proximale Hohlhandfalte. Zwischen den Fingern Einlegen von Gazestreifen und Fixation derselben mit Heftpflasterlängsstreifen zur partiellen Ruhigstellung der MP-Gelenke. Übrige Finger frei. Hochlagerung (**Abb. 20**, S. 32).

Procedere

Verband und Schiene bis zur Wundheilung (10–12 Tage). Nach Schienenentfernung freie Bewegungsübungen auch gegen Widerstand. Freier Gebrauch der Hand innerhalb weiterer 10 Tage.

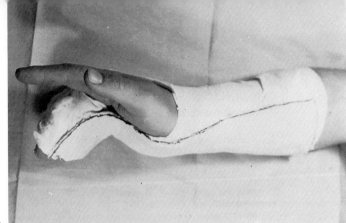
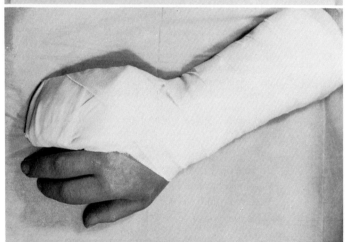
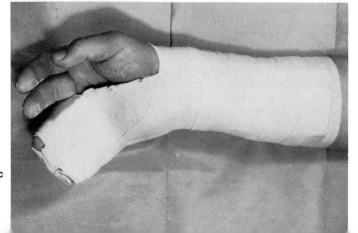

4. Korrekturosteotomien an den Phalangen

4.1. Osteotomie und Kirschnerdraht-Stabilisierung
(nicht vollständig stabil)

Verband und Lagerung

Saugverband im Bereich des operierten Fingers (event. inkl. zwei Nachbarfinger) und Vorderarmgipsschiene zur Ruhigstellung des *Handgelenkes und des operierten Fingers in korrekter Fixationsstellung*. Die Fingerkuppen bleiben sichtbar, zwischen den Fingern werden Gazestreifen eingelegt zur Vermeidung von Hautmazerationen (**Abb. 24a–c**). Hochlagerungskeil.

Procedere

Gipsschiene bis Wundheilung, anschließend Bewegungsübungen. Wegen unvollständiger Stabilität jedoch nicht gegen Widerstand. Für weitere 3 Wochen abnehmbare Ruheschiene, vorerst für dauerndes Tragen, danach nur noch während der Nacht.

4.2. Osteotomie mit stabiler Fixation
(Platte oder Zugschraube)

Verband und Lagerung

Wie bei 4.1 (**Abb. 24a–c**).

Procedere

Schienender Saugverband bis Wundheilung (10–12 Tage). Anschließend freie Bewegungsübungen und voller funktioneller Einsatz der Hand innerhalb von 2 Wochen. Keine abnehmbare Ruheschiene.

5. Pseudarthrosenoperationen an den Metacarpalia und Phalangen
(stabile Osteosynthese)

Verband und Lagerung

Wie bei 4.2, ausgenommen wenn autologe Spongiosa oder Span am Olecranon des gleichen Armes entnommen wurde. In diesem Fall nicht nur Vorderarm- sondern *Oberarmgipsschiene* bis zur Wundheilung.

Procedere

Wie bei 4.2.

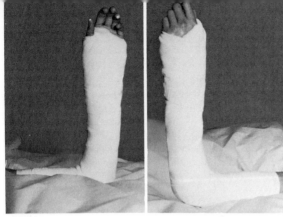

25a b

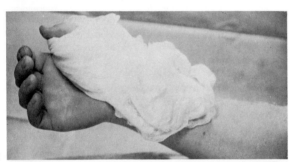

26a

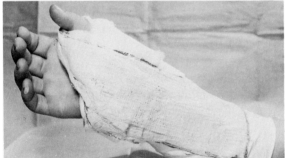

b

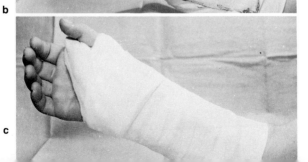

c

6. Operationen bei Navicularepseudarthrose

6.1. Autologe Knochenplastik nach Matti-Russe

Verband und Lagerung

Schienender Saugverband mit palmarer *Oberarmgipsschiene*, distal mit Einschluß des Daumens und der Mittelhand, MP-Gelenke dagegen frei. Hochlagerung (**Abb. 25a, b**).

Procedere

Schienender Saugverband bis zur Wundheilung. (12–15 Tage). Danach Fadenentfernung und *zirkulärer Oberarmgips* mit Einschluß der Daumengrundphalanx (Navicularegips) und Röntgenkontrolle. Dieser Gipsverband bleibt für 6 Wochen. Danach *Vorderarm-Navicularegips* für weitere 6 Wochen (total 14 Wochen nach der Operation). Danach je nach Röntgenbefund nochmals für 4 Wochen zirkulärer Gipsverband oder aber palmare, abnehmbare Gipsschiene bis zur Erreichung einer weitgehend schmerzfreien Beweglichkeit des Handgelenkes.

6.2. Stabile Osteosynthese
(*Sandwichplastik* nach Segmüller)

Verband und Lagerung

Schienender Saugverband zur Stützung des Daumens mittels palmarer Gipslonguette, Hochlagerung (**Abb. 26a–c**).

Procedere

Schienender Saugverband bis zur Wundheilung (10–12 Tage). Danach Fadenentfernung, freie Bewegung aller Finger, abnehmbare Ruheschiene im Falle von Schwellungen oder Wundheilungsstörungen. Volle Belastung innerhalb von 4–6 Wochen.

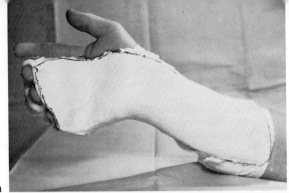

27 a

b

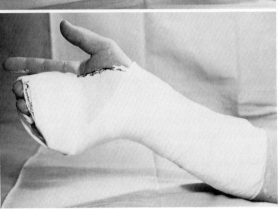

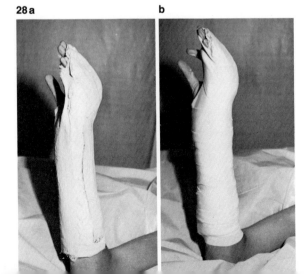

28 a b

7. Strecksehnennaht

Verband und Lagerung

Schienender Saugverband mit palmarer Vorderarmgipsschiene bis zu den *Fingerspitzen* in Dorsalextension des Handgelenkes um 20 Grad, Flexion der MP-Gelenke 10–20 Grad, weitgehend volle Streckung in den PIP- und DIP-Gelenken. Zwischen den ruhiggestellten Fingern Gazestreifen (**Abb. 27a, b**). Hochlagerung. Einzelne Finger werden freigestellt von Anfang an. Eventuell dorsale und palmare Gipsschiene (Sandwich) zur besseren Aufrechterhaltung der korrekten Stellung (**Abb. 28a, b**).

Procedere

Schienenentfernung nach 3 Wochen im Normalfall. Bei Wundheilungsstörungen (traumatisierte Weichteile) Wechsel je nach Bedarf. Ab 4. postoperativer Woche *abnehmbare Ruheschiene* in gleicher Fingerstellung. Diese ist vorerst tags und nachts zu tragen, dann während weiteren 3 Wochen nur noch nachts, tagsüber wird die Hand dann freigegeben.

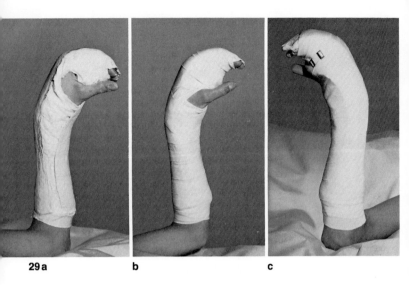

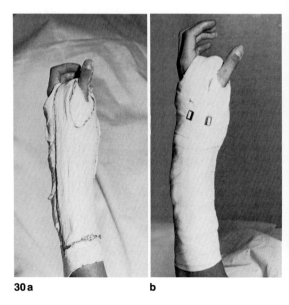

8. Beugesehnennaht
(ausgenommen *Kleinert*-Technik)

Verband und Lagerung

Schienender Saugverband mit *dorsaler und volarer Gipsschiene (Sandwich-Gips)* bis zu den Fingerspitzen. Handgelenk in 30 Grad Beugestellung, MP-Gelenke 60 Grad Flexion, PIP-Gelenke 10–20 Grad Flexion, DIP-Gelenke gestreckt (**Abb. 29a–c**). Gazestreifen zwischen den operierten Fingern. Hochlagerung.

Procedere

Entfernung des Schienenverbandes nach 3 Wochen im Normalfall, bei stärkerer Blutung oder zwecks passiver Durchbewegung der Grund- und Mittelgelenke Wechsel des schienenden Verbandes nach 10 Tagen. 3 Wochen postoperativ eventuell abnehmbare Ruheschiene oder dynamische Schiene mit Gummizügel.

9. Opponensplastik

Verband und Lagerung

Schienender Saugverband mittels palmarer Vorderarmgipsschiene vom Steigbügeltyp mit Einschluß des ganzen Daumens in palmarer Abduktionsstellung. Hochlagerung (**Abb. 30a, b**).

Procedere

Entfernung des schienenden Verbandes nach 3 Wochen, danach abnehmbare Ruheschiene (für intermittierende Bewegungsübungen), während einer Woche Tag und Nacht zu tragen, danach während 2 Wochen nur noch nachts.

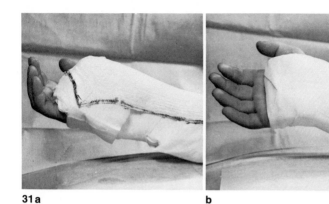

31a **b**

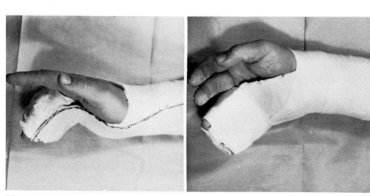

32a **b**

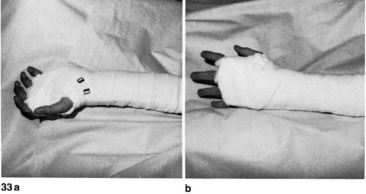

33a **b**

10. Nervennaht
(im Bereiche der Finger, der Hohlhand, und auf Höhe Handgelenk)

Verband und Lagerung

Schienender Saugverband mit palmarer Vorderarmgipsschiene entweder bis Hohlhand (Naht auf Niveau Handgelenk (**Abb. 31a, b**) oder bis zu den Fingerspitzen (Naht von Kollateralnerven an den Fingern (**Abb. 32a, b**). Handgelenk in Neutralstellung. Finger in Fixationsstellung. Gazestreifen zwischen den Fingern. Hochlagerung.

Procedere

Entfernung des schienenden Verbandes nach Wundheilung (12–14 Tage). Ist *ausnahmsweise* nach Nervennaht zur *Verminderung der Spannung* eine Ruhigstellung in leichter Beugung der Gelenke erwünscht, so folgt auf den ersten schienenden Verband eine zweite und eine dritte abnehmbare Schiene im Abstand von einer Woche zur Aufrichtung der Gelenke. Mobilisieren der Gelenke sobald Ruheschienen möglich.

11. Fasciektomie bei Dupuytrenscher Kontraktur

Verband und Lagerung

Ausgesprochener Hohlhand-Saugverband, geschient mit palmarer Vorderarmgipsschiene bis zur proximalen oder distalen Hohlhandfalte, je nach Ausdehnung der Inzisionen an den Fingern. Einlegen von Gazestreifen zwischen den Fingern, Fixierung derselben mittels Heftpflasterlängsstreifen. Damit bleiben nur jene Gelenke frei, die distal der Inzision liegen. Diese werden sofort bewegt (**Abb. 33a, b**).

Procedere

Der erste schienende Verband bleibt 10–16 Tage liegen. Je nach Wundheilung folgt eine weitere gepolsterte palmare Gipsschiene für 10 Tage (Finger aber nun frei für Bewegungsübungen). Nahtentfernung nach 16–20 Tagen nach der Operation. Danach Greifübungen, Ergotherapie sofern notwendig.

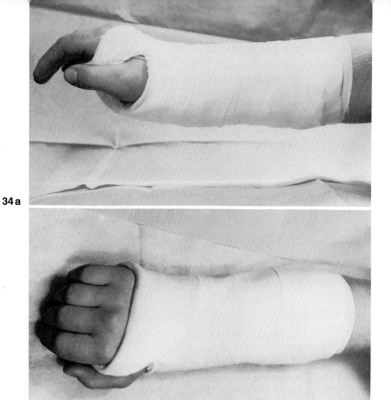

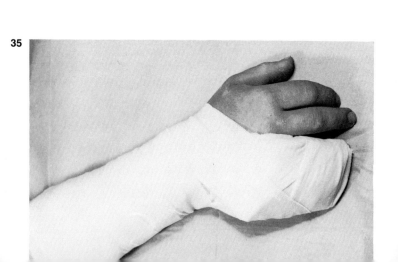

12. Alloarthroplastiken an der Hand
(Handgelenk und Fingergelenke)

Verband und Lagerung

Schienender Saugverband mittels palmarer Vorderarmgipsschiene bis proximale Hohlhandfalte (Handgelenksprothese (**Abb. 34a, b**) oder bis zu den Fingerspitzen (Fingergelenksprothesen (**Abb. 35**) in *korrekter Fixationsstellung* mit *physiologischer Ulnarabduktion*.

Procedere

Schienender Verband bis zur Wundheilung (12–14 Tage) danach abnehmbare Ruheschiene für 2 Wochen oder dynamische Schienen. Physio- und Ergotherapie.

13. Synovektomien an der Hand
(Handgelenk und Fingergelenke)

Verband und Lagerung

Schienender Saugverband mittels palmarer Vorderarmgipsschiene bis zur Hohlhand (Handgelenkssynovektomie (**Abb. 34a, b**) oder bis zu den Fingerspitzen (Synovektomie der Fingergelenke (**Abb. 35**). Stellung der Gelenke siehe unter 12. Hochlagerung.

Procedere

Schienender Verband bis zur Wundheilung (10–12 Tage). Danach *geführte* Bewegungsübungen, abnehmbare Ruheschiene für 2 Wochen je nach Wundheilung oder Schwellung, danach dynamische Schienen, Ergotherapie.

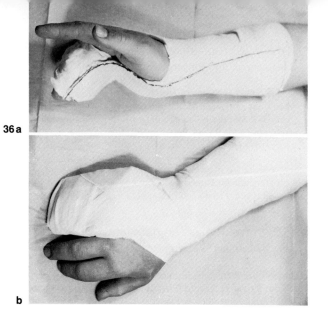

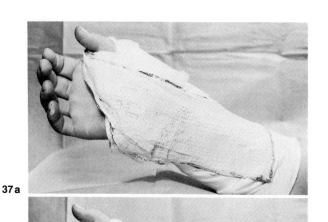

14. Fingerarthrodesen

14.1. Adaptationsarthrodese mit gekreuztem Kirchnerdraht
(nicht übungsstabil)

Verband und Lagerung

Schienender Saugverband mittels palmarer Vorderarmgipsschiene bis zu den Fingerspitzen (nicht operierte Finger frei (**Abb. 36a, b**). Stellung: *Korrekte Fixationsstellung.* Hochlagerung.

Procedere

Schienender Verband bis zur Wundheilung (10–12 Tage). Danach abnehmbare Fingerschiene für 4 Wochen zur intermittierenden Mobilisation.

14.2. Stabile Osteosynthese
(Zuggurtungsarthrodese, Schraubenarthrodese)

Verband und Lagerung

Wie bei 14.1. (**Abb. 36a, b**).

Procedere

Entfernung des schienenden Verbandes nach Wundheilung (10–12 Tage), danach sofort vollständige Freigabe der Finger.

15. Stabile Arthrodese des Trapezo-Metacarpalgelenkes
(Daumen-Sattelgelenk)

Verband und Lagerung

Schienender Saugverband mit palmarer Vorderarmgipsschiene bis zur proximalen Hohlhandfalte mit palmarer Abstützung des Daumens (**Abb. 37a, b**). Langfinger frei. Hochlagerung. Eventuell Gipsschiene vom Steigbügeltyp (**Abb. 30**, S. 44).

Procedere

Schienenverband bis zur Wundheilung (10–12 Tage). Je nach Wundheilung für 10 Tage Ruheschiene oder sofortige volle Freigabe der ganzen Hand.

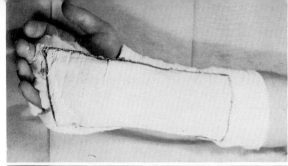

38a

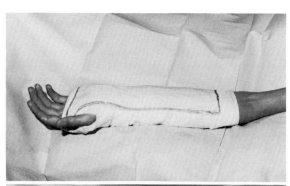

b

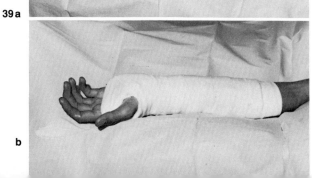

39a

b

16. Carpometacarpal- und intracarpale Arthrodese

Verband und Lagerung
Schienender Saugverband mit palmarer Vorderarmgipsschiene bis *über die distale Hohlhandfalte hinaus,* Mittel- und Endgelenke bleiben dagegen frei. Gazestreifen zwischen den Fingern (**Abb. 38a, b**). Hochlagerung.

Procedere
Schienender Verband bis zur Wundheilung (10–12 Tage). Danach zirkulärer Gipsverband für weitere 3 Wochen. Finger bleiben frei inklusive MP-Gelenke.

17. Stabile Arthrodese Handgelenk

Verband und Lagerung
Schienender Saugverband mittels palmarer Vorderarmschiene bis zur proximalen Hohlhandfalte (MP-Gelenke bleiben jedoch frei). Hochlagerung (**Abb. 39a, b**).

Procedere
Schienender Verband bis zur Wundheilung (10–14 Tage). Danach abnehmbare Ruheschiene für 3 Wochen. Nur bei Schwellungszuständen weiterhin Ruheschiene für das Handgelenk, Finger aber frei.

C. Becken und untere Extremität

Ia. Operationen an der Hüfte bei Erwachsenen
1. Osteosynthesen bei Frakturen des proximalen Femurs
1.1. Schenkelhalsfraktur
1.2. Per- und subtrochantere Frakturen
2. Hüftarthrodese
2.1. Hüftarthrodese ohne intertrochantere Osteotomie
2.2. Hüftarthrodese mit unfixierter intertrochanterer Osteotomie
3. Intertrochantere Femurosteotomien
4. Beckenosteotomie nach Chiari
5. Hüfttotalprothesen und Endoprothesen
6. Trochanterverlagerungen
7. Hüftoperation nach Girdlestone

Ib. Operationen an der Hüfte bei Kindern und Jugendlichen
1. Osteosynthesen bei Frakturen des proximalen Femurs
1.1. Schenkelhalsfrakturen
1.2. Pertrochantere Frakturen
1.3. Subtrochantere Frakturen
2. Offene Reposition bei congenitaler Hüftgelenksluxation
3. Beckenosteotomie nach Salter
4. Beckenosteomie nach Pemberton
5. Beckenosteotomie nach Chiari
5.1. Fixation der Osteotomie mit Kirschnerdraht
5.2. Fixation der Osteotomie mit Schraube
6. Intertrochantere Korrekturosteotomien
6.1. Korrekturosteotomie mit Fixateur externe
6.2. Korrekturosteotomie mit Kirschnerdrähten und Drahtzuggurtung
6.3. Korrekturosteotomie mit Winkelplättchen

7. Operationen bei Epiphyseolysis capitis femoris
7.1. Verschraubung bei chronischer Lyse
7.2. Intertrochantere Flexions-Valgisationsosteotomie mit in situ-Verschraubung der Kopfkalotte
7.3. Subcapitale Schenkelhalsosteotomie
7.4. Offene Reposition und Verschraubung der akuten Lyse
8. Intertrochantere Korrekturosteotomie bei M. Perthes mit Fixateur externe

IIa. Operationen am Oberschenkel bei Erwachsenen
1.1. Osteosynthesen bei Femurschaftfrakturen mit Platte
1.2. Osteosynthesen bei Femurschaftfrakturen mit Marknagel
2. Osteosynthesen bei distalen Femurfrakturen
3. Supracondyläre Korrekturosteotomien
4. Femur-Verlängerungsosteotomie mit Wagner-Apparat

IIb. Operationen am Oberschenkel bei Kindern und Jugendlichen
1. Osteosynthesen bei Femurschaftfrakturen
2. Osteosynthesen bei distalen Femurfrakturen
2.1. Osteosynthesen mit Kirschnerdrähten
2.2. Osteosynthesen mit Schrauben
3. Femur-Verlängerungsosteotomie mit Wagner-Apparat

IIIa. Operationen im Kniegelenkbereich bei Erwachsenen
1. Osteosynthese bei Patellafrakturen
2. Osteosynthesen bei Frakturen der Eminentia intercondylica
3. Abrasio patellae
4. Operationen bei Patellaluxation
5. Verlagerungsoperationen der Tuberositas tibiae
6. Patellektomie
7. Quadricepssehnennaht
8. Naht Ligamentum patellae
9. Meniscektomie
10. Kniebändernaht
10.1. Verschraubung bei ossärem Seitenbandausriß
10.2. Seitenbandnaht
10.3. Kreuzbandnaht, Unhappy triad
11. Bursektomie Bursa praepatellaris

12. Synovektomie
13. Osteochondrosis dissecans
14. Bakercyste
15. Knieprothese
16. Kniearthrodese

IIIb. Operationen im Kniegelenkbereich bei Kindern und Jugendlichen
1. Patellafrakturen
1.1. Frakturen des Corpus patellae
1.2. Polausrisse
1.3. Osteochondrale Frakturen
2. Patellaluxation
3. Ausrisse der Eminentia intercondylica
4. Verlagerung der Tuberositas tibiae
5. Knöcherne Bandausrisse
6. Epiphyseodese
7. Operation bei Morbus Schlatter
8. Meniscektomie
9. Traumatische Kniegelenkeröffnung
10. Bursektomie Bursa praepatellaris

IVa. Operationen am Unterschenkel bei Erwachsenen
1. Osteosynthesen bei Tibiakopffrakturen
2. Osteosynthesen bei Tibiaschaftfrakturen
2.1. Fixation der Fraktur mit Platte
2.2. Fixation mit Marknagel
3. Osteosynthesen bei distalen Unterschenkelfrakturen ohne Gelenkbeteiligung
4. Osteosynthesen bei distalen Unterschenkelfrakturen mit Gelenkbeteiligung
5. Tibiakopfosteotomien
5.1. Fixation der Osteotomie mit Fixateur externe
5.2. Fixation der Osteotomie mit T-Platte
5.3. Fixation der Osteotomie mit schräger Schraube
6. Tibiaschaftosteotomien
7. Tibiaverlängerungsosteotomien mit Wagner-Apparat
8. Supramalleoläre Drehosteotomien

8.1. Fixation der Osteotomie mit Fixateur externe
8.2. Fixation der Osteotomie mit Platte
9. Sehnenverpflanzungen am Unterschenkel
10. Achillessehnennaht
11. Achillessehnenschälung bei Achillodynie

IVb. Operationen am Unterschenkel bei Kindern und Jugendlichen
1. Osteosynthesen am proximalen Tibiaende
1.1. Osteosynthesen bei Frakturen Typus Aitken II und III und Frakturen der Tuberositas tibiae (Typ Aitken II)
1.2. Osteosynthesen bei metaphysären Tibiakopffrakturen und hohen Tibiafrakturen mit Interposition des Pes anserinus
2. Osteosynthesen bei Unterschenkelschaftfrakturen
3. Unterschenkelverlängerungsosteotomie mit Verlängerungs-Apparat nach Wagner
4. Supramalleoläre Korrekturosteotomie
5. Gastrocnemiusfenestration
6. Achillessehnenverlängerung

Va. Operationen an der Malleolengegend bei Erwachsenen
1. Osteosynthesen bei OSG-Frakturen
1.1. OSG-Fraktur Typ A
1.2. OSG-Fraktur Typ B
1.3. OSG-Fraktur Typ C
2. OSG-Arthrodese
3. Bandnaht am OSG
4. Bandplastik am OSG
5. Plastik nach Peronaeussehnenluxation

Vb. Operationen an der Malleolengegend bei Kindern und Jugendlichen
1. Osteosynthesen bei distalen Unterschenkelfrakturen
2. Bandnaht am OSG
3. Plastik nach Peronaeussehnenluxation

VIa. Operationen am Fuß bei Erwachsenen
1. Osteosynthesen bei Talusfrakturen
1.1. Osteosynthesen bei Talushals- oder Körperfrakturen

1.2. Osteosynthesen bei Frakturen des Processus lateralis und posterior tali
2. Osteosynthesen bei Calcaneusfrakturen
3. Knöcherner Ausriß der Achillessehne
4. Osteosynthesen bei Frakturen der Tarsalknochen
5. Osteosynthesen bei Frakturen der Metatarsalia
5.1. Metatarsalschaftbrüche
5.2. Metatarsalbasisbrüche
6. Osteosynthesen bei Zehenfrakturen
7. Calcaneusosteotomie nach Dwyer
8. Fußarthrodesen
9. Tripplearthrodese
10. Sehnenverpflanzungen am Fuß
11. Operationen bei Hallux valgus
11.1. Operation nach Hohmann
11.2. Operation nach Keller-Brandes
12. Arthrodese Großzehenendgelenk
13. Hammerzehenoperation

VIb. Operationen am Fuß bei Kindern und Jugendlichen
1. Osteosynthesen bei Talusfrakturen
1.1. Osteosynthesen bei Talushals- oder Körperfrakturen
1.2. Osteosynthesen bei Frakturen des Processus lateralis oder posterior tali
2. Osteosynthesen bei Calcaneusfrakturen
3. Osteosynthesen bei Frakturen der Tarsalknochen
4. KD-Osteosynthesen bei Frakturen der Metatarsalia
5. Osteosynthesen nach Zehenfrakturen
6. Klumpfußoperationen
6.1. Weichteiloperationen
6.2. Ossäre Klumpfußoperationen
7. Operation bei congenitalem Plattfuß

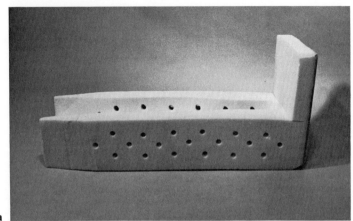
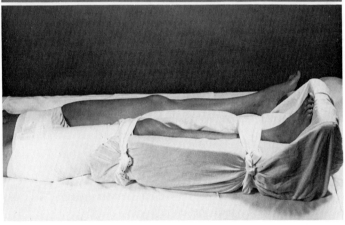

Ia. Operationen an der Hüfte bei Erwachsenen

1. Osteosynthesen bei Frakturen des proximalen Femurs

1.1. Schenkelhalsfraktur

Verband und Lagerung
Deck-Saugverband, flache Lagerung des Beines auf Schaumstoffschiene (**Abb. 40a, b**). Die Schiene hält das Bein in leichter Abduktionsstellung und verhindert die postoperative Außenrotationsfehlhaltung.

Procedere
Sofort Quadricepstraining. Mobilisation des Patienten am 4. postoperativen Tag und aktive Bewegungsübungen. Gehschule. Teilbelastung von 20 kg für 3–4 Monate, Entlassung mit Stöcken.

1.2. Per- und subtrochantere Frakturen

Verband und Lagerung
Deck-Saugverband, flache Lagerung des Beines auf Schaumstoffschiene (**Abb. 40a, b**).

Prodecere
Sofort Quadricepsübungen. Nach 4 Tagen aktive Bewegungsübungen und Mobilisation am Eulenburg-Gehwagen, dann an Stöcken.
a) Bei Valgisationsosteosynthese ist die volle Belastung möglich.
b) Nach Frakturen mit medialer Trümmerzone vorsichtige Teilbelastung (Vollbelastung nicht vor 3–4 Monaten).

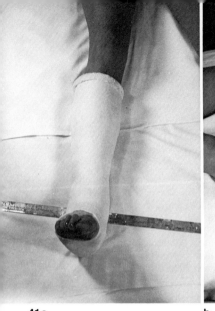
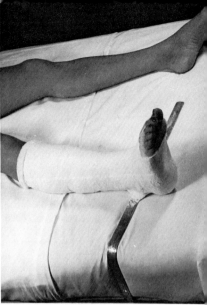

41a, b

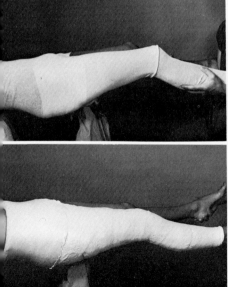
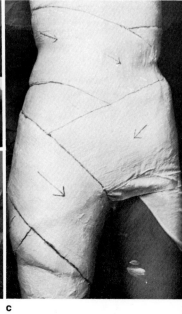

42a, b, c

2. Hüftarthrodese

2.1. Hüftarthrodese ohne intertrochantere Osteotomie

Verband und Lagerung

Deck-Saugverband und flache Lagerung auf Schaumstoffschiene.

Procedere

Sofortige Quadricepsübungen und Mobilisation des Kniegelenkes. 5 Tage Bettruhe, dann Aufstehen und Gehen an Stöcken mit Abrollen des Fußes. Progressive Belastung bis zur vollen Belastung nach 3 Monaten.

2.2. Hüftarthrodese mit unfixierter intertrochanterer Osteotomie

Verband und Lagerung

Deck-Saugverband. Am Unterschenkel wird ein gut gepolsterter Unterschenkelgips mit *Querstab* bei mäßiger symmetrischer Abduktion angelegt (**Abb. 41 a, b**). Der mit dem Querstab fixierte Gips hält das Bein in neutraler Rotationsstellung und in der gewünschten Abduktion. Lagerung flach im Bett.

Procedere

Nach Wundheilung Anlegen eines einseitigen Beckenbeingipses bis oberhalb der Knöchel in Allgemeinnarkose (**Abb. 42 a–c**). Dabei wird das Bein um *10–15 Grad mehr als die gewünschte Stellung* abduziert. Dann Mobilisation des Patienten mit Stöcken, wobei auf der operierten Seite das Abrollen des Fußes erlaubt ist. 6 Wochen postoperativ Kürzung des Beckenbeingipses bis knapp oberhalb des Kniegelenkes und aktive Übungen des Kniegelenkes.

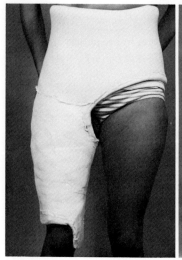
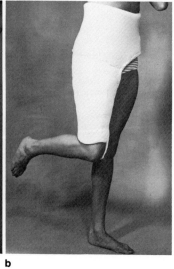

43a, b

Der Gips wird so geschnitten, daß *medial eine Verlängerung* besteben bleibt, welche eine sekundäre Adduktionsfehlstellung verhindert (**Abb. 43a, b**). Nach 12–14 Wochen Gipsabnahme und Röntgenkontrolle. Zunehmende Belastung während 6 Wochen, dann Übergang auf Vollbelastung nach erneuter Röntgenkontrolle.

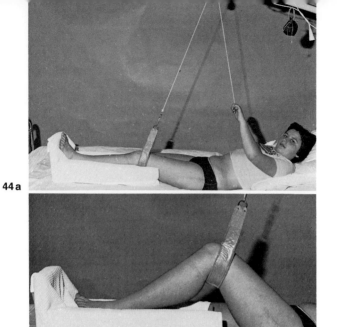

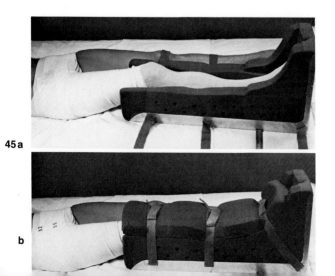

3. Intertrochantere Femurosteotomien
(Valgisations-Varisations-Verkürzungs-Rotations-Flexions- und Extensionsosteotomien).

Verband und Lagerung Deck-Saugverband und flache Lagerung auf Schaumstoffschiene (**Abb. 40**, S. 60)

Procedere Aktive, *assistive* Bewegungsübungen mit *Knieschlinge* und Mobilisation des Patienten an Stöcken ab 4. Tag (**Abb. 44a, b**). Teilbelastung für 3 Monate.

4. Beckenosteotomie nach Chiari

Verband und Lagerung wie bei Nr. 3 (**Abb. 40**, S. 60).

Procedere Aktive, *assistive* Bewegungsübungen mit *Knieschlinge* ab 4. Tag. Nach 1 Woche Mobilisation des Patienten mit Stöcken. Teilbelastung von 20 kg für 10 Wochen.

5. Hüfttotalprothesen und Endoprothesen

Verband und Lagerung Deck-Saugverband und leichter Kompressionsverband mit Idealbinde. Flache Lagerung auf Totalprothesenschiene. Diese spezielle Schaumstoffschiene weist *seitliche Fußstützen* auf, welche eine postoperative Außenrotationshaltung des Beines verhindert (**Abb. 45a, b**). Die Schiene ist mit dem *Metallquerstab* ans Bett fixiert, sodaß auch Adduktionsbewegungen unmöglich werden. Diese könnten Nähte in der Trochantergegend unter Spannung bringen. Zum Schutze der Haut (Schaumgummiallergie) Anlegen eines Tube-Gauz-Strumpfes.

Procedere Nach Abnahme der Schiene aktive, assistive Flexionsübungen mit Knieschlinge, keine Abduktionsübungen. Nach Wundheilung Gehbad für 1 Woche. Teilbelastung mit Stöcken für 3 Monate sofern möglich.

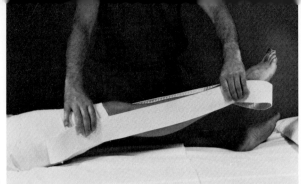

46a

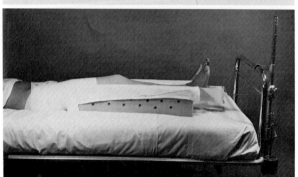

b

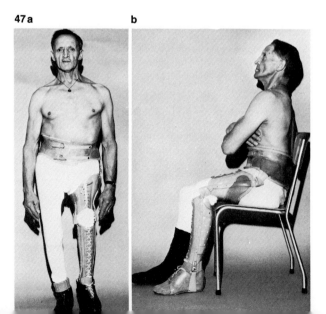

6. Trochanterverlagerungen

Verband und Lagerung

Deck-Saugverband und flache Lagerung auf Schaumstoffschiene.

Procedere

Sofort Quadricepsübungen. Nach 2 Tagen aktive Bewegungsübungen ohne Adduktionsübungen und Mobilisation. Teilbelastung mit Stöcken für 5–6 Wochen.

7. Hüftoperation nach Girdlestone

Verband und Lagerung

Deck-Saugverband und Lagerung auf Schaumstoffschiene.

Procedere

Um einer starken *Verkürzung* entgegen zu wirken, kann eine *Ventofoamextension* mit 6 kg Gewicht für 2–3 Wochen angelegt werden (**Abb. 46a, b**). Es ist auf die neutrale Rotationsstellung zu achten (s. a. Gipsfibel 1, S. 49). Mobilisation am Eulenburgschen Gehapparat nach 2 Wochen. Teilbelastung für 3 Monate. Nach der Girdlestone-Operation tritt häufig eine Beinverkürzung auf. Mit einer entsprechenden *Schuherhöhung* wird die Mobilisation wesentlich erleichtert. Beim instabilen Girdlestone mit Verkürzungstendenz empfiehlt sich ein Gehapparat mit Beckenkorb, Tuberabstützung und Trochantergelenk (**Abb. 47a, b**).

48a

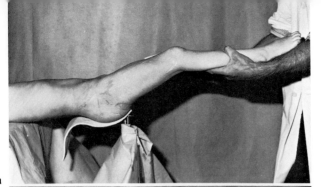

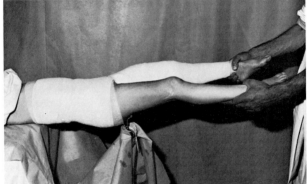

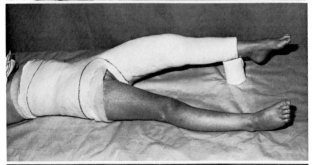

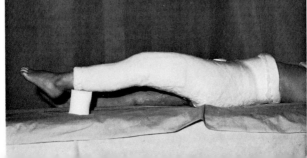

Ib. Operationen an der Hüfte bei Kindern und Jugendlichen

1. Osteosynthesen bei Frakturen des proximalen Femurs

1.1. Schenkelhalsfrakturen

Verband und Lagerung Deck-Saugverband, flache Lagerung im Bett auf Schaumstoffschiene.

Procedere Für Kinder unter 10 Jahren absolute Bettruhe für 8–10 Wochen. Dann zunehmende Mobilisation am Eulenburgschen Gehapparat und an Stöcken.
Ältere Kinder können nach 2 Wochen vorsichtig mobilisiert werden. Entlastung des Hüftgelenkes bis zu 6 Monaten.

1.2. Pertrochantere Frakturen

Verband und Lagerung Deck-Saugverband und Beckenbeingips (**Abb. 48a–d**).

Procedere Gips für 5 Wochen. Dann aktive Bewegungsübungen im Bett für 3 Wochen. Anschließend Mobilisation am Eulenburgschen Gehapparat, dann an Stöcken. Vollbelastung nach 8–10 Wochen.

1.3. Subtrochantere Frakturen

Verband und Lagerung Steinmannagelextension nach Weber (s. Gipsfibel 2, S. 95).

Procedere Weber-Extension für 4 Wochen. Anschließend 2 Wochen Bettruhe, dann Mobilisation am Eulenburgschen Gehapparat und an Stöcken. Bei ungenügendem Durchbau der Fraktur Beckenbeingips für weitere 3 Wochen (**Abb. 48a–d**).

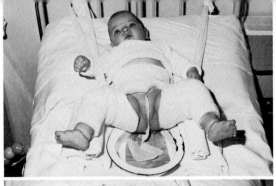
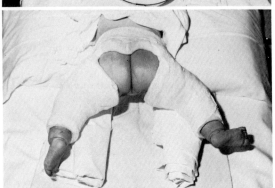
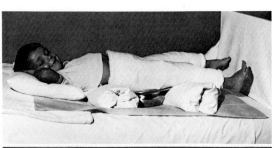
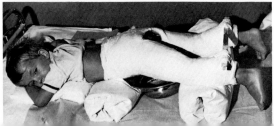

2. Offene Reposition bei congenitaler Hüftgelenksluxation

Verband und Lagerung

Deck-Saugverband. Modifizierter Lorenzbeckenbeingips mit 75–80 Grad Abduktion und 100 Grad Flexion. Der Gips wird vorne und hinten *herzförmig ausgeschnitten,* um eine klare Röntgendarstellung der Hüften ohne Gipsüberdeckung zu erreichen. (**Abb. 49 a, b**)

Procedere

Beckenbeingips für 8 Wochen. Dann wird der Gips zur Schale geschnitten und vorsichtig eine gipsfreie Röntgenkontrolle angefertigt. *Die Beine dürfen auf keinen Fall adduziert werden.* Anschließend Braunsche Ringe für 9 Monate.

3. Beckenosteotomie nach Salter

Verband und Lagerung

Deck-Saugverband und Beckenbeingips in leichter Abduktions- und Flexionsstellung. Die Füße bleiben frei. Der Gips wird möglichst dünn angefertigt und zur Stabilisierung ein *Querstab* an der Unterschenkeldorsalseite angebracht (**Abb. 50 a, b**).

Procedere

Gips für 6 Wochen. Nach Gipsabnahme Röntgenkontrolle und Kirschnerdraht-Entfernung in Narkose. Nach 2 Wochen Bettruhe zunehmende Mobilisation.

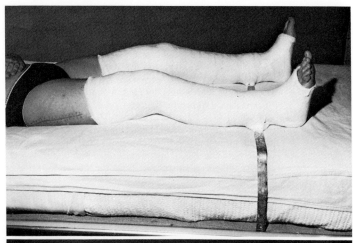
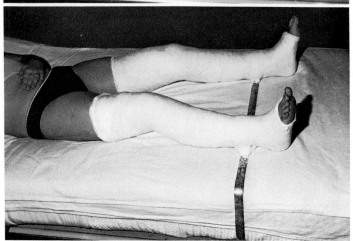

4. Beckenosteotomie nach Pemberton

Verband und Lagerung

Deck-Saugverband und Beckenbeingips in leichter Abduktions- und Flexionsstellung. Die Füße bleiben frei. Der Gips wird möglichst dünn angefertigt und zur Stabilisierung ein Querstab an der Unterschenkeldorsalseite angebracht (**Abb. 50**, S. 72).

Procedere

Beckenbeingips für 6 Wochen, dann gipsfreie Röntgenkontrolle und Kirschnerdraht-Entfernung in Narkose. Nach 2 Wochen Bettruhe mobilisieren mit zunehmender Belastung.

5. Beckenosteotomie nach Chiari

5.1. Fixation der Osteotomie mit Kirschnerdraht

Verband und Lagerung

Deck-Saugverband und Beckenbeingips in leichter Abduktions- und Flexionsstellung. Die Füße bleiben frei. Der Gips wird möglichst dünn angefertigt und zur Stabilisierung ein Querstab an der Unterschenkeldorsalseite angebracht (**Abb. 50**, S. 72).

Procedere

wie bei Nr. 3. und 4.

5.2. Fixation der Osteotomie mit Schraube

Verband und Lagerung

Deck-Saugverband und beidseits gut gepolsterte Oberschenkelgipsstiefel mit Querstab (**Abb. 51a, b**).

Procedere

Gipsstiefel für 2 Wochen und Bettruhe für weitere 4 Wochen. Dann zunehmende Mobilisation. Beim *älteren Kind eventuell frühzeitige Mobilisation* nach 7 Tagen unter Teilbelastung von 10 kg für 3 Monate.

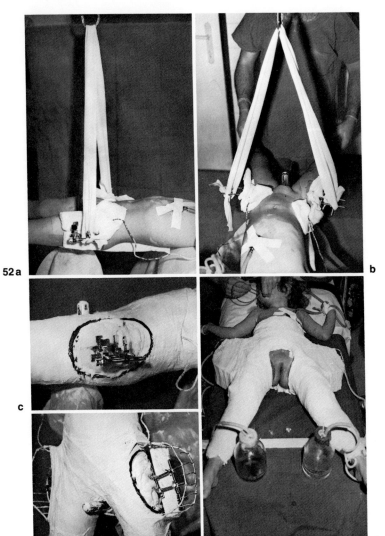

6. Intertrochantere Korrekturosteotomien (beidseitig)

6.1. Korrekturosteotomie mit Fixateur externe

Verband und Lagerung

Deck-Saugverband und spezieller Beckenbeingips in leichter Abduktions- und Flexionsstellung (**Abb. 52a, b**). Die äußeren Spanner dürfen wegen den *Relativ-Bewegungen* nicht eingegipst werden (**Abb. 52c**). Für die Spanner werden am Gips Fenster ausgeschnitten und als Schutz wird eine gebogene Kramer-Schiene mit Gips fixiert (**Abb. 52d, e**).

Procedere

Nach 5 Wochen Entfernung des Fixateurs externes in Ketalarnarkose (s. Gipsfibel 2, S. 7). Zur Vermeidung von Blutungen Kompressionsverband. Nach insgesamt 7 Wochen wird der Gips zur Schale geschnitten und eine gipsfreie Röntgenkontrolle angefertigt. Bei gutem Röntgenbefund Entfernen der Gipsschale. Nach weiteren 2 Wochen Bettruhe zunehmende Mobilisation.

6.2. Korrekturosteotomie mit Kirschnerdrähten und Drahtzuggurtung

Verband und Lagerung

Deck-Saugverband und beidseits gut gepolsterte Oberschenkelgipsstiefel mit Querstab in leichter Abduktion (**Abb. 51a, b**, S. 74). Die Gipsstiefel halten die Beine in neutraler Rotationsstellung und verhindern Adduktionsbewegungen, welche die Nähte im Trochanterbereich unter Spannung bringen würden.

Procedere

Gipsstiefel für 2 Wochen. Nach 6 Wochen zunehmende Mobilisation.

6.3. Korrekturosteotomie mit Winkelplättchen

Verband und Lagerung

Deck-Saugverband und beidseits gut gepolsterte Oberschenkelgipsstiefel mit Querstab (**Abb. 51a, b**, S. 74).

Procedere

Gipsstiefel für 2 Wochen. Nach 6 Wochen zunehmende Mobilisation.

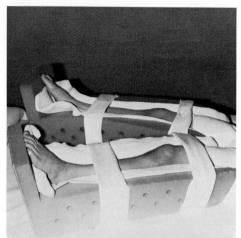

53a

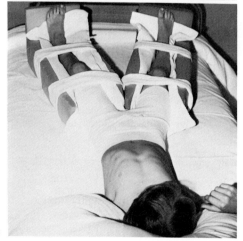

b

7. Operationen bei Epiphyseolysis capitis femoris

7.1. Verschraubung bei chronischer Lyse (Abgleitung bis 25 Grad)

Verband und Lagerung Deck-Saugverband und flache Lagerung auf Schaumstoffschiene in leichter Abduktionsstellung (**Abb. 53a, b**).

Procedere Ab 4. Tag Mobilisation an Stöcken mit Teilbelastung bis zur Wundheilung. Nach Wundheilung Vollbelastung. Die *prophylaktische Verschraubung* der Gegenseite soll immer durchgeführt werden. Sie ist in der gleichen Sitzung möglich.

7.2. Intertrochantere Flexions-Valgisationsosteotomie mit in situ-Verschraubung der Kopfkalotte (Abgleitung 25–50 Grad)

Verband und Lagerung Deck-Saugverband und flache Lagerung auf Schaumstoffschiene in leichter Abduktionsstellung (**Abb. 53a, b**).

Procedere Ab 2. Tag Bewegungsübungen im Bett. Nach 5 Tagen Mobilisation mit Teilbelastung von 15 kg. Entlassung mit Stöcken und Teilbelastung für weitere 10 Wochen. Die Verschraubung der Gegenseite erfolgt in der Regel nach 2 Wochen.

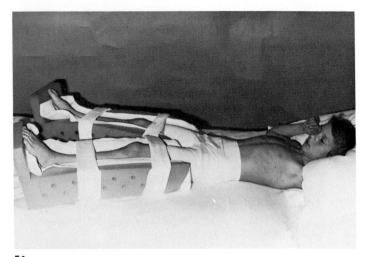

54

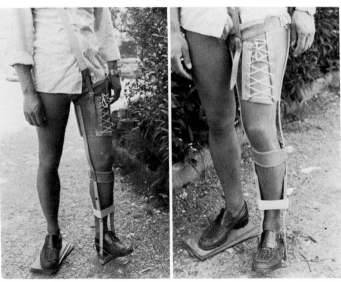

55a **b**

7.3. Subcapitale Schenkelhalsosteotomie
(Ableitung über 50 Grad)

Verband und Lagerung
Deck-Saugverband und flache Lagerung in Schaumstoffschiene in leichter Abduktion (**Abb. 54a**).

Procedere
Ab 2. Tag Bewegungsübungen im Bett. Nach 2 Wochen Verschraubung der Gegenseite. 1 Woche nach der prophylaktischen Verschraubung der Gegenseite Beginn mit der Mobilisation an Stöcken mit Abrollen des Fußes auf der osteotomierten Seite. Teilbelastung an Stöcken für 6–8 Monate.

Merke
Bei *unzuverlässigen* Kindern Mobilisation mit *Thomasbügel* zur Entlastung der osteotomierten Hüfte für 6–8 Monate (**Abb. 55a, b**).

7.4. Offene Reposition und Verschraubung der akuten Lyse

Verband und Lagerung
Deck-Saugverband und flache Lagerung in Schaumstoffschiene in leichter Abduktion (**Abb. 54a**).

Procedere
Ab 2. Tag Bewegungsübungen im Bett. Nach 2 Wochen Verschraubung der Gegenseite. 1 Woche nach der prophylaktischen Verschraubung der Gegenseite Beginn mit der Mobilisation an Stöcken mit Abrollen des Fußes auf der osteotomierten Seite. Teilbelastung an Stöcken für 6–8 Monate.

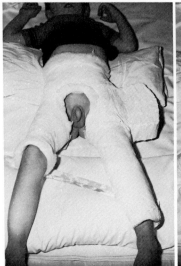 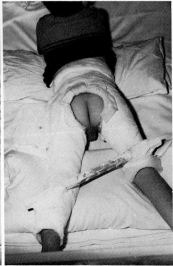

56 a b

8. Intertrochantere Korrekturosteotomie bei M. Perthes mit Fixateur externe

Verband und Lagerung

Deck-Saugverband und Beckenbeingips mit Querstab (**Abb. 56a, b**).

Procedere

Nach 5 Wochen Entfernung der Fixateurs externes in Ketalarnarkose (s. Gipsfibel 2, S. 7) und komprimierender Verband. Nach insgesamt 7 Wochen wird der Gips zur Schale geschnitten und eine gipsfreie Röntgenkontrolle angefertigt. Bei gutem Röntgenbefund Entfernen der Schale und Bettruhe für weitere 2 Wochen. Dann Mobilisation an Stöcken. Die Dauer der Teilbelastung hängt vom Röntgenbefund ab und kann mehrere Monate bis Jahre betragen.

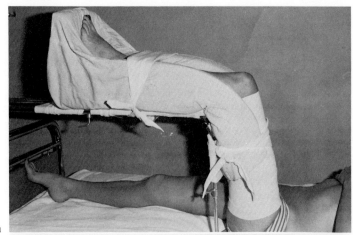

57a

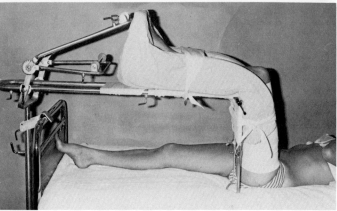

b

IIa. Operationen am Oberschenkel bei Erwachsenen

1.1. Osteosynthesen bei Femurschaftfrakturen mit Platte

Verband und Lagerung

Deck-Saugverband und Lagerung auf Hochlagerungsschiene in Rechtwinkelstellung von Hüft- und Kniegelenk (**Abb. 57a, b**). Bei Oberschenkelfrakturen soll das Knie zur Verhütung einer postoperativen Kniestreckkontraktur *rechtwinklig* gebeugt sein.

Procedere

Hochlagerungsschiene für 4 Tage. Anschließend Beginn mit der Mobilisation an Stöcken. Teilbelastung von 15 kg. Zwischendurch Bewegungsübungen im Bett mit der Knieschlinge (**Abb. 44**, S. 66). Vollbelastung nach 10–12 Wochen.

1.2. Osteosynthesen bei Femurschaftfrakturen mit Marknagel

Verband und Lagerung

wie bei 1.1. (**Abb. 57a, b**).

Procedere

Schiene für 4 Tage in *Rechtwinkelstellung* von Hüft- und Kniegelenk zur Verhütung einer postoperativen Kniestreckkontraktur. Anschließend Mobilisation mit Stöcken. Teilbelastung von 25 kg. Vollbelastung nach 3–4 Wochen.

2. Osteosynthesen bei distalen Femurfrakturen
(Metaphysäre und transcondyläre Frakturen)

Verband und Lagerung

Deck-Saugverband und Lagerung auf Hochlagerungsschiene in Rechtwinkelstellung von Hüft- und Kniegelenk (**Abb. 57a, b**).

Procedere

Hochlagerungsschiene für 4 Tage. Anschließend Beginn mit der Mobilisation an Stöcken. Teilbelastung von 15 kg. Zwischendurch aktive, *assistive* Bewegungsübungen im Bett mit der *Knieschlinge* (**Abb. 44a, b**, S. 66). Vollbelastung nach 10–12 Wochen.

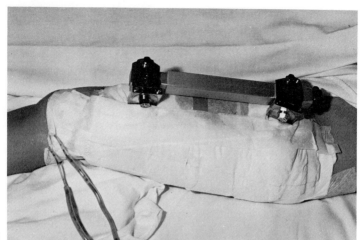
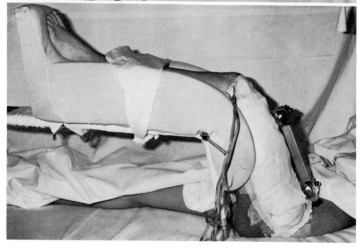

3. Supracondyläre Korrekturosteotomien

Verband und Lagerung

Deck-Saugverband und Lagerung auf Hochlagerungsschiene mit leichter Beugung von Hüft- und Kniegelenk.

Procedere

Hochlagerungsschiene für 4 Tage. Anschließend Beginn mit der Mobilisation an Stöcken. Teilbelastung von 15 kg. Zwischendurch aktive, assistive Bewegungsübungen im Bett mit der Knieschlinge (**Abb. 44**, S. 66). Vollbelastung nach 10–12 Wochen.

4. Femurverlängerungsosteotomie mit Wagner-Apparat

Verband und Lagerung

Deck-Saugverband und Lagerung auf Hochlagerungsschiene in Rechtwinkelstellung von Hüft- und Kniegelenk (**Abb. 58a, b**).

Procedere

Ab 5. Tag *täglich Streck- und Beugeübungen* des Knie- und Hüftgelenkes, Gehen unter Abrollen, täglich 1–2 mm Verlängerung (cave Nervenschädigung).
Nach Erreichen der gewünschten Beinverlängerung Plattenosteosynthese und autologe Spongiosaplastik.
Bis zur Wundheilung aktive, assistive Bewegungsübungen mit der Knieschlinge (**Abb. 44**, S. 66). Mobilisation an Stöcken und Teilbelastung von 15 kg. Übergang zur Vollbelastung nach 12–14 Wochen je nach Röntgenbefund.

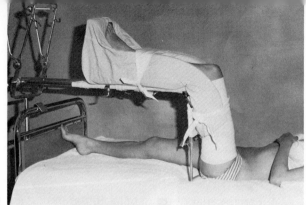

59

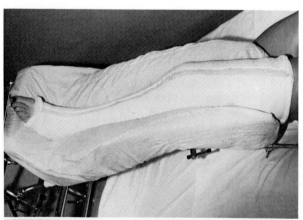

60a

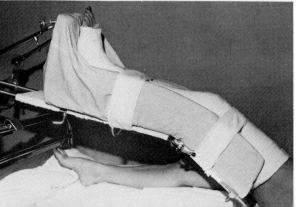

b

IIb. Operationen am Oberschenkel bei Kindern und Jugendlichen

1. Osteosynthesen bei Femurschaftfrakturen

Femurschaftfrakturen bei Kindern werden an unserer Klinik in der Regel konservativ behandelt. In seltenen Fällen ist aber die Osteosynthese indiziert (s. Weber, Brunner, Freuler: Die Frakturenbehandlung bei Kindern und Jugendlichen: Springer 1978).

Verband und Lagerung
Deck-Saugverband und Lagerung auf Hochlagerungsschiene in Rechtwinkelstellung von Hüft- und Kniegelenk zur Verhütung einer postoperativen Kniestreckkontraktur (**Abb. 59**).

Procedere
Ab 4. Tag aktive, assistive Bewegungsübungen im Bett. Nach Wundheilung Mobilisation und Teilbelastung von 10 kg. Vollbelastung nach 6–8 Wochen je nach Alter und Röntgenbefund.

2. Osteosynthesen bei distalen Femurfrakturen
(Metaphysäre-supracondyläre Frakturen, Epiphysenfrakturen)

2.1. Osteosynthesen mit Kirschnerdrähten

Verband und Lagerung
Deck-Saugverband und gut gepolsterter und gespaltener Oberschenkelliegegips in leichter Knieflexion (**Abb. 60 a, b**).

Procedere
Nach Wundheilung Oberschenkelgehgips für 4–6 Wochen.

2.2. Osteosynthesen mit Schrauben

Verband und Lagerung
Deck-Saugverband und gut gepolsterter und gespaltener Oberschenkelliegegips in leichter Knieflexion (**Abb. 60 a, b**).

Procedere
Nach Wundheilung Oberschenkelgehgips für 4–6 Wochen.

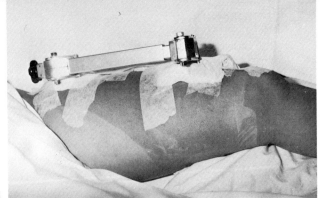

61

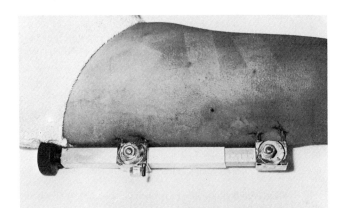

62a

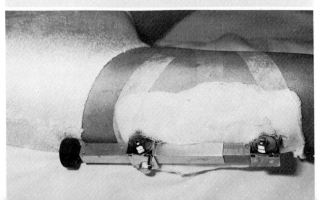

b

3. Femurverlängerungsosteotomie mit Wagner-Apparat

Verband und Lagerung

Deck-Saugverband. Lagerung mit flektiertem Knie- und Hüftgelenk (**Abb. 61**).

Procedere

Nach 4 Tagen Mobilisation an Stöcken mit minimaler Teilbelastung. Täglich Verbandwechsel und Desinfektion der Nageleintrittsstellen. *Täglich mehrmaliges Beugen und Strecken* in Knie- und Hüftgelenk. Die Distraktion der Osteotomie soll zur Verhütung von *Nervenschäden* 1,5 mm pro Tag nicht überschreiten. Bei drohendem Durchschneiden der Haut durch die Schanzschrauben muß die Hautincision in Lokalanaesthesie erweitert werden (**Abb. 62a, b**). Nach Erreichen der gewünschten Verlängerung je nach Alter des Kindes und Qualität der Callusbildung:

a) Belassen des Wagner-Distraktionsgerätes für 4–6 Wochen, dann funktionelle Belastung und leichte Kompression, Entfernen des Wagner-Apparates nach erreichter Konsolidation (nur bei Kindern unter 6 Jahren möglich).
b) Spongiosaplastik unter Belassen des Wagner-Apparates und weiteres Procedere wie unter a).
c) Spongiosaplastik und Platten-Osteosynthese. Postoperatives Vorgehen wie beim Erwachsenen.

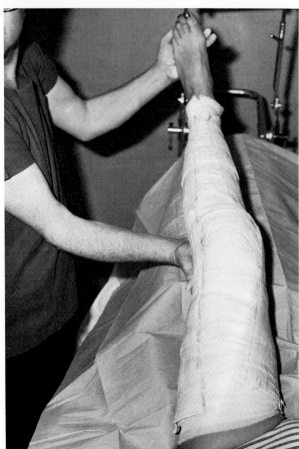
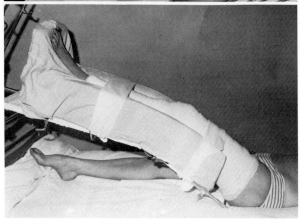

IIIa. Operationen im Kniegelenkbereich bei Erwachsenen

Bandplastiken am Kniegelenk werden je nach durchgeführter Operation nachbehandelt.
Die Flexionsstellung richtet sich nach Art der Instabilität (Kreuzband) und der entsprechenden Plastik.
Dauer der Ruhigstellung: je nach Typus 6–10 Wochen.

1. Osteosynthese bei Patellafrakturen

Verband und Lagerung
Deck-Saugverband und Hochlagerung mit Beugung des Kniegelenkes um 30–45 Grad.

Procedere
Quadricepsübungen und Streckübungen ab 1. Tag. Nach 2 Tagen Mobilisation an Stöcken mit Teilbelastung. Nach Wundheilung Vollbelastung bei *gestrecktem Knie*. Gehen an Stöcken für 6–8 Wochen.

Merke
Bei Trümmerfrakturen und unzuverlässigen Patienten Gipshülse für 6–8 Wochen. Quadricepsübungen im Gipsverband.

2. Osteosynthesen bei Frakturen der Eminentia intercondylica

Verband und Lagerung
Deck-Saugverband und Gipsschiene in leichter Beugestellung. Hochlagerungsschiene. (**Abb. 63a, b**).

Procedere
Gipsschiene für 7 Tage. Quadricepsübungen. Dann *geführte* Bewegungstherapie mit Flexionsübungen bis 60 Grad. Nach Wundheilung Oberschenkelgipshülse für 8 Wochen.

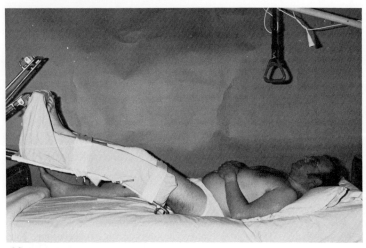
64

3. Abrasio patellae

Verband und Lagerung
Deck-Saugverband und Hochlagerung mit leicht flektiertem Knie (**Abb. 64**).

Procedere
Sofortige Quadricepsübungen und Mobilisation mit leichter Teilbelastung ab 1. Tag. Bewegungsübungen und Gehen an Stöcken für 2 Wochen nach Wundheilung.

4. Operationen bei Patellaluxationen

Verband und Lagerung
Deck-Saugverband und Hochlagerung mit leicht flektiertem Knie (**Abb. 64**).

Procedere
Ab 1. postoperativen Tag Quadricepsübungen. Ab 5. Tag *geführte* Flexionsübungen nicht über 60 Grad. Nach Wundheilung Oberschenkelgipshülse für 4–6 Wochen.

5. Verlagerungsoperationen der Tuberositas tibiae

Verband und Lagerung
Deck-Saugverband und Hochlagerung mit leicht flektiertem Kniegelenk (**Abb. 64**).

Procedere
Ab 1. postoperativen Tag intensive isometrische Quadricepsübungen. Nach 3 Tagen Mobilisation an Stöcken mit Teilbelastung. Ab 5. Tag *geführte* Flexionsübungen nicht über 60 Grad. Nach Wundheilung Teilbelastung für 6 Wochen. Das Strecken des Kniegelenkes gegen Widerstand ist zu vermeiden.

6. Patellektomie

Verband und Lagerung
Deck-Saugverband und Hochlagerung mit leicht flektiertem Kniegelenk (**Abb. 64**).

Procedere
Sofort Quadricepstraining. Mobilisation an Stöcken mit Teilbelastung nach 3 Tagen. Geführte Flexionsübungen nicht über 60 Grad. Keine Streckübungen gegen Widerstand. Entlassung mit Oberschenkelgipshülse für 8 Wochen. Isometrische Quadricepsübungen im Gips.

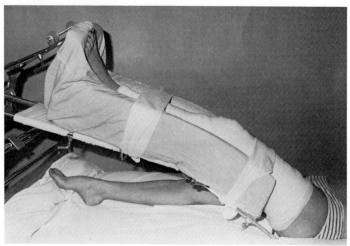

65

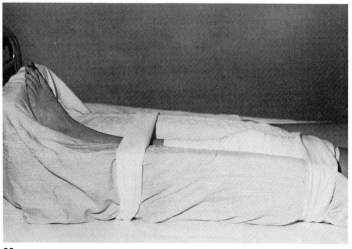

66

7. Quadricepssehnennaht

Verband und Lagerung
Deck-Saugverband. Laterale und mediale Oberschenkelgipsschiene und Hochlagerung mit leicht flektiertem Knie (**Abb. 65**).

Procedere
Zunehmend Quadricepsübungen. Gipsschiene für 7 Tage. *Geführte* Bewegungsübungen nicht über 60° bis zur Wundheilung. Nach Fädenentfernung Oberschenkelgipshülse für 8 Wochen. Quadricepsübungen sollen auch im Gips weitergeführt werden.

8. Naht Ligamentum patellae
(Sicherung mit Mc Laughlin-Cerclage)

Verband und Lagerung
Deck-Saugverband und Hochlagerungsschiene mit leicht gebeugtem Knie (**Abb. 65**).

Procedere
Ab 1. Tag isometrische Quadricepsübungen. Nach 4 Tagen *aktive, assistive* Flexionsübungen bis 60°. Mobilisation an Stöcken mit Teilbelastung für 8–10 Wochen. Dann Entfernung der McLaughlin-Cerclage, da es sonst zur Schrumpfung des Ligamentum kommt.

9. Meniscektomie
(Meniskusriß, Meniskusganglion, Scheibenmeniskus)

Verband und Lagerung
Deck-Saugverband und Lagerung auf Schaumstoffschiene (**Abb. 66**).

Procedere
Sofortige isometrische Quadricepsübungen. Ab 3. Tag Mobilisation an Stöcken und aktive Bewegungsübungen des Kniegelenkes. Teilbelastung an Stöcken für 3–4 Wochen je nach Befinden des Patienten. Bei selektiven Meniscektomien (chronisch-degenerativer Meniskusschaden, Meniskusganglion, Scheibenmeniskus) sollen *praeoperativ* intensive Quadricepsübungen durchgeführt werden.

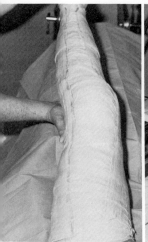
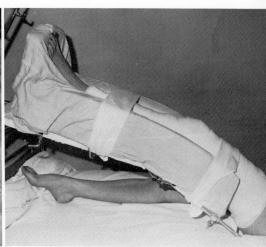

67a b

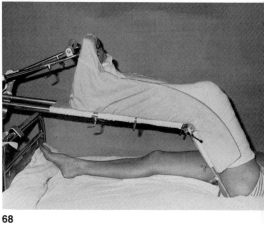

68

10. Kniebändernaht

10.1. Verschraubung bei ossärem Seitenbandausriß

Verband und Lagerung
Deck-Saugverband und Hochlagerung mit leicht flektiertem Knie (**Abb. 67a, b**).

Procedere
Sofortige isometrische Quadricepsübungen. Nach drei Tagen aktive, assistive Bewegungsübungen und Mobilisation an Stöcken. Nach Wundheilung Teilbelastung für 8 Wochen.

10.2. Seitenbandnaht

Verband und Lagerung
Deck-Saugverband. Mediale und laterale Oberschenkelgipsschiene. Hochlagerung mit leicht flektiertem Knie (**Abb. 67a, b**).

Procedere
Gipsschiene für 7 Tage. Sofortige isometrische Quadricepsübungen. Ab 7. Tag geführte Kniebewegungen zwischen 20 und 60 Grad. Nach Wundheilung Oberschenkelgipshülse für 6 Wochen. Bei medialer Seitenbandnaht wird die Gipshülse mit Varusstress, bei lateraler Seitenbandnaht mit Valgusstress (**Abb. 67a**) angelegt.

10.3. Kreuzbandnaht, Unhappy triad

Verband und Lagerung
Deck-Saugverband. Mediale und laterale Oberschenkelgipsschiene bei 70–80 Grad flektiertem Knie (**Abb. 68**). Hochlagerungsschiene. Bei 70–80 Grad Knieflexion ist das vordere Kreuzband entspannt.

Procedere
Isometrische Quadricepsübungen im Gips. Gipsschiene für 7 Tage. Ab 7. Tag *vorsichtig geführte* Kniebewegungen zwischen 20 und 60 Grad. Nach Wundheilung Oberschenkelgipshülse mit 70–80 Grad Flexion für 8 Wochen. Nach Gipsabnahme Gehen an Stöcken und aktive Bewegungsübungen bis zum Erreichen der vollen Streckung.

11. Bursektomie Bursa praepatellaris

Verband und Lagerung
Deck-Saugverband und Oberschenkelgipsschiene. Hochlagerung mit leicht flektiertem Knie (**Abb. 67a, b**).

Procedere
Gipsschiene bis zur Wundheilung. Nach Fädenentfernung Oberschenkelgipshülse für weitere 1–2 Wochen.

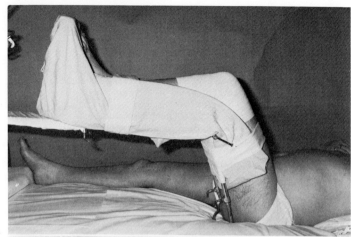

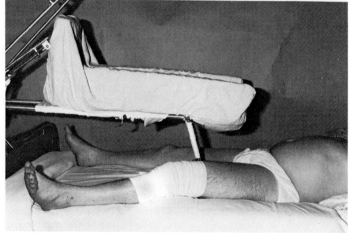

12. Synovektomie

Verband und Lagerung Deck-Saugverband. Hochlagerung mit 80 Grad flektiertem Knie (**Abb. 69a**).

Procedere Ab 1. postoperativem Tag *abwechslungsweise* Lagerung des Beines in Streckstellung (**Abb. 69b**) und wieder mit 80 Grad flektiertem Knie auf der Hochlagerungsschiene. Zur Erhaltung der vollen Kniefunktion soll die Beugestellung *täglich 2 × 2 Std* betragen. Quadricepsübungen. Nach 8 Tagen zunehmende Mobilisation an Stöcken und aktive Bewegungsübungen.

13. Osteochondrosis dissecans

Verband und Lagerung Deck-Saugverband und Lagerung des Beines auf Schaumstoffschiene mit leichter Flexion.

Procedere Isometrische Quadricepsübungen. Ab 2. postoperativem Tag zunehmende aktive Kniebewegungen und Mobilisation an Stöcken. Teilbelastung für 8–10 Wochen.

14. Bakercyste

Verband und Lagerung Deck-Saugverband und Lagerung des Beines auf Schaumstoffschiene mit leichter Flexion.

Procedere Nach 2 Tagen Kniemobilisation. Gehen an Stöcken bis zur Wundheilung.

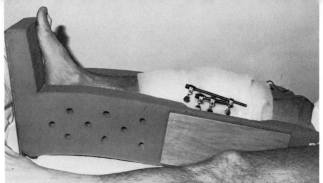
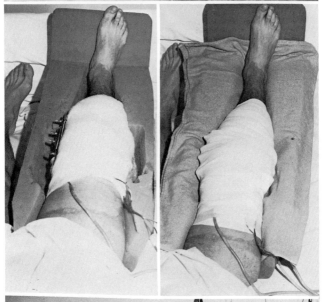
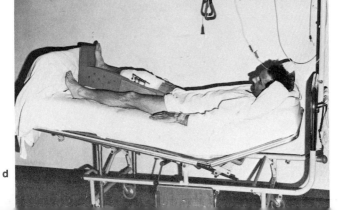

15. Knieprothese

Verband und Lagerung
Deck-Saugverband, Hochlagerungsschiene mit 30 Grad Knieflexion.

Procedere
Sofort Quadricepstraining. Ab 3. postoperativem Tag *abwechslungsweise* Lagerung des Beines in Streckstellung und wieder mit 30 Grad flektiertem Knie. Nach 8 Tagen Mobilisation an Stöcken mit Teilbelastung von 20 kg. Vollbelastung nach 3 Monaten. Bei *mangelhafter Seitenbandstabilität* abnehmbare *Gipsschiene* in Streckstellung für 6 Wochen.

16. Kniearthrodese
(Fixateur externe)

Verband und Lagerung
Deck-Saugverband und Lagerung in spezieller Schaumstoffschiene, Hochlagerung (**Abb. 70a–d**).

Procedere
Sofort Quadricepstraining. Nach 4 Tagen Mobilisation an Stöcken mit Teilbelastung von 15 kg. Zunehmende Belastung. Röntgenkontrolle und Entfernen des Fixateur externe nach 5 Wochen. Anlegen einer Oberschenkelgipshülse für weitere 6 Wochen.

Merke
Bei *adipösen* oder bei Patienten mit einem *Gefäßleiden* empfiehlt sich ein Zinkleimverband (s. Gipsfibel 1, S. 53).

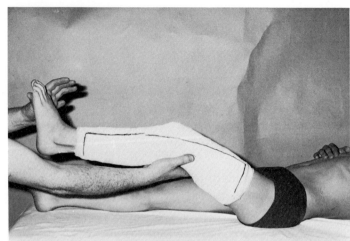
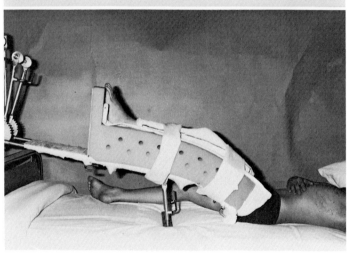

III b. Operationen im Kniegelenkbereich bei Kindern und Jugendlichen

1. Patellafrakturen

1.1. Frakturen des Corpus patellae
(Streckapparat insuffizient)

Verband und Lagerung	Deck-Saugverband und Oberschenkelgipsschiene in leichter Knieflexion. Hochlagerungsschiene (**Abb. 71 a, b**).
Procedere	Gipsschiene für 5 Tage. Bis zur gesicherten Wundheilung Bewegungsübungen unter Anleitung. Nach Fädenentfernung Oberschenkelgipshülse für 4 Wochen mit leichter Knieflexion.

1.2. Polausrisse

Verband und Lagerung	Deck-Saugverband und Oberschenkelgipsschiene in leichter Knieflexion. Hochlagerungsschiene (**Abb. 71 a, b**).
Procedere	Gipsschiene bis zur Wundheilung (12 Tage) Oberschenkelgipshülse für 4 Wochen mit leichter Knieflexion.

1.3. Osteochondrale Frakturen
(Flake fractures)

Verband und Lagerung	Deck-Saugverband und Lagerung auf Schaumstoffschiene. Nach 2 Tagen Bewegungsübungen und zunehmende Mobilisation und Belastung.

2. Patellaluxation

Verband und Lagerung	Deck-Saugverband und Oberschenkelgipsschiene. Hochlagerung (**Abb. 71 a, b**).
Procedere	Gipsschiene bis zur Wundheilung. Oberschenkelgipshülse für 4 Wochen.

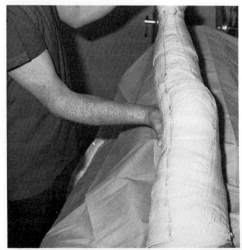

72a

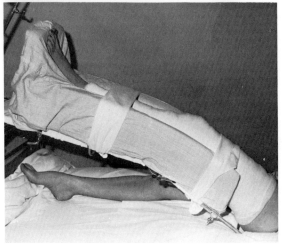

b

3. Ausrisse der Eminentia intercondylica

Verband und Lagerung Deck-Saugverband und Oberschenkelgipsschiene. Hochlagerung (**Abb. 72a, b**).

Procedere Gipsschiene für 12 Tage. Nach Wundheilung Oberschenkelgipshülse für 6 Wochen.

4. Verlagerung der Tuberositas tibiae

Verband und Lagerung Deck-Saugverband und Oberschenkelgipsschiene. Hochlagerung (**Abb. 72a, b**).

Procedere Oberschenkelgipsschiene bis zur Wundheilung. Nach Fädenentfernung Oberschenkelgipshülse für 4 Wochen.

5. Knöcherne Bandausrisse

Verband und Lagerung Deck-Saugverband und Oberschenkelgipsschiene. Hochlagerung (**Abb. 72a, b**).

Procedere Oberschenkelgipsschiene bis zur Wundheilung. Nach Fädenentfernung Oberschenkelgipshülse für 4 Wochen.

6. Epiphyseodese

Verband und Lagerung Deck-Saugverband und Hochlagerung.

Procedere Ab 4. Tag aktive Bewegungsübungen und Mobilisation an Stöcken. Nach gesicherter Wundheilung Oberschenkelgipshülse für 4 Wochen.

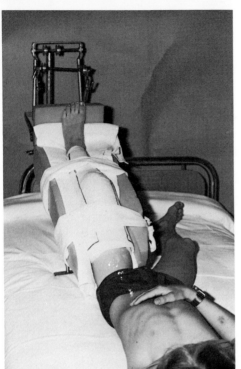

73

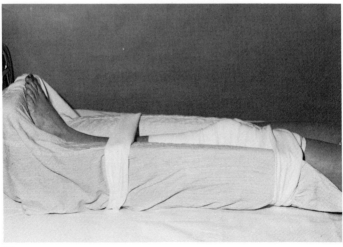

74

7. Operation bei Morbus Schlatter

Verband und Lagerung
Deck-Saugverband und Oberschenkelgipsschiene in leichter Knieflexion. Hochlagerungsschiene (**Abb. 73**).

Procedere
Gipsschiene bis zur Wundheilung. Oberschenkelgipshülse für 4 Wochen.

8. Meniscektomie
(Scheibenmeniskus)

Verband und Lagerung
Deck-Saugverband und flache Lagerung auf Schaumstoffschiene (**Abb. 74**).

Procedere
Sofortige isometrische Quadricepsübungen. Ab 3. Tag Mobilisation an Stöcken mit Teilbelastung. Nach Wundheilung Gehen an Stöcken für 2–3 Wochen.

9. Traumatische Kniegelenkeröffnung

Verband und Lagerung
Deck-Saugverband und Gipsschiene (**Abb. 73**).

Procedere
Isometrische Quadricepsübungen. Gipsschiene bis zur Wundheilung, dann aktive zunehmende Mobilisation.

10. Bursektomie Bursa praepatellaris

Verband und Lagerung
Deck-Saugverband und Oberschenkelgipsschiene. Lagerung auf Schaumstoffschiene (**Abb. 73**).

Procedere
Gipsschiene bis zur Wundheilung. Nach Fädenentfernung Oberschenkelgipshülse für 2 Wochen.

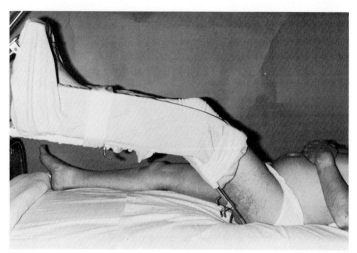

75

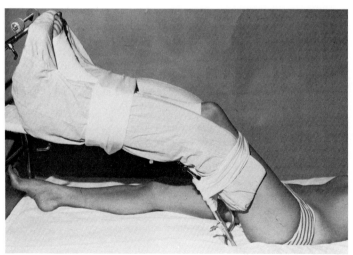

76

IVa. Operationen am Unterschenkel bei Erwachsenen

1. Osteosynthesen bei Tibiakopffrakturen
(Spaltbruch, Impressionsbruch, T- und Y-Frakturen)

Verband und Lagerung
Deck-Saugverband. Hochlagerungsschiene mit 45 Grad gebeugtem Knie (**Abb. 75**).

Procedere
Hochlagerungsschiene für 5 Tage. Ab sofort Quadricepsübungen und *unterstützte* Bewegungen bis zu 60 Grad. Abrollen des Fußes für 4 Wochen, dann zunehmende Belastung. Volle Belastung nach 8–16 Wochen je nach Fraktur.

2. Osteosynthesen bei Tibiaschaftfrakturen

2.1. Fixation der Fraktur mit Platte

Verband und Lagerung
Deck-Saugverband und Hochlagerungsschiene (**Abb. 76**).

Procedere
Schiene für 5 Tage. Ab 2. postoperativem Tag Mobilisation mit Stöcken unter Teilbelastung von 15–20 kg. Vollbelastung nach 8–12 Wochen.

2.2. Fixation mit Marknagel

Verband und Lagerung
Wie bei Nr. 2.1. (**Abb. 76**).

Procedere
Für 5 Tage Hochlagerungsschiene. Mobilisation mit Stöcken unter Teilbelastung von 20 kg. Volle Belastung meist nach 2–4 Wochen möglich.

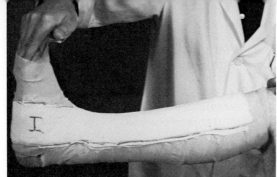
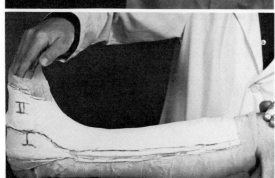
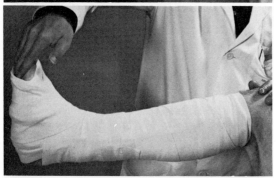
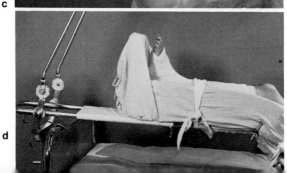

3. Osteosynthesen bei distalen Unterschenkelfrakturen ohne Gelenkbeteiligung

Verband und Lagerung

Deck-Saugverband und Hochlagerung. Ruhigstellung des Fußes in *Neutralstellung* mit einem Steigbügelgips (**Abb. 77a–d**), da bei dieser Operation häufig das Ligamentum cruciforme durchtrennt und deswegen der M. tibialis anterior ruhiggestellt werden muß.

Procedere

Gipsschiene für 8 Tage. Weiteres Procedere wie bei Nr. 2.1.

4. Osteosynthesen bei distalen Unterschenkelfrakturen mit Gelenkbeteiligung
(Pilonfraktur)

Verband und Lagerung

Deck-Saugverband und Hochlagerung. Ruhigstellung des Fußes in *Neutralstellung* mit einem Steigbügelgips (**Abb. 77a–d**).

Procedere

Steigbügelgips für 8 Tage. Nach Gipsabnahme zunehmende aktive Bewegungsübungen. Mobilisation an Stöcken unter Teilbelastung für mindestens 12 Wochen. Eventuell nach erfolgter Gelenkmobilisation Unterschenkelgehgips für 6–8 Wochen bei instabilen Osteosynthesen.

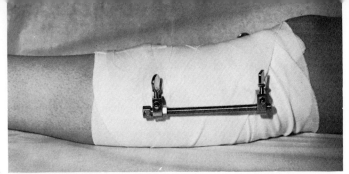

78a

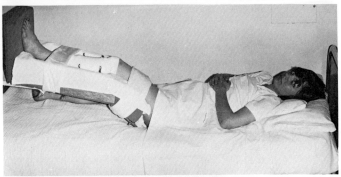

b

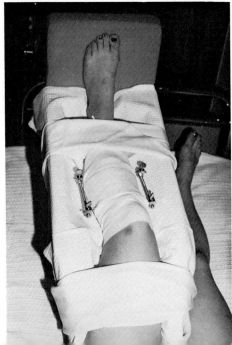

c

5. Tibiakopfosteotomien

5.1. Fixation der Osteotomie mit Fixateur externe

Verband und Lagerung

Deck-Saugverband und Hochlagerungsschiene (**Abb. 78a–c**).

Procedere

Nach 3 Tagen Beginn mit Mobilisation an Stöcken unter Teilbelastung von 20 kg. Nach 5 Wochen Entfernen des Fixateur externe nach Röntgenkontrolle. Anlegen einer Oberschenkelgipshülse (Tutor) für 6 Wochen. Vollbelastung mit der Gipshülse. Bei *älteren* und *adipösen* Patienten sollte von den Zehen bis Mitte Unterschenkel zur Vermeidung von Oedemen und Stauungen ein *Zinkleimverband* angelegt werden (s. Gipsfibel 1, S. 53).

5.2. Fixation der Osteotomie mit T-Platte

Verband und Lagerung

Wie bei Nr. 5.1. (**Abb. 78a–c**).

Procedere

Nach 3 Tagen Mobilisation an Stöcken unter Teilbelastung von 20 kg. Vollbelastung nach 8–10 Wochen.

5.3. Fixation der Osteotomie mit schräger Schraube
(nach Weber)

Verband und Lagerung

Wie bei Nr. 5.1. (**Abb. 78a–c**).

Procedere

Funktionelle Zwischenbehandlung bis zur Wundheilung. Nach Fädenentfernung Oberschenkelgipshülse für 6–8 Wochen mit Vollbelastung.

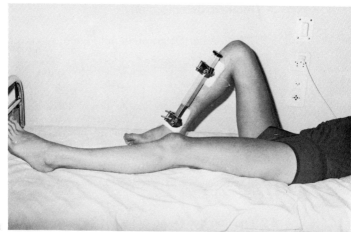

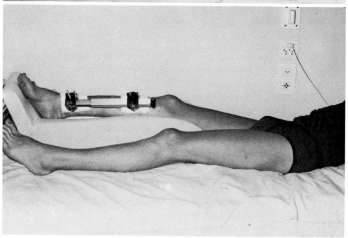

6. Tibiaschaftosteotomien

Verband und Lagerung Deck-Saugverband und Hochlagerungsschiene.

Procedere Schiene für 5 Tage. Ab 2. postoperativem Tag Mobilisation mit Stöcken unter Teilbelastung von 15–20 kg. Vollbelastung nach 8–12 Wochen.

7. Tibiaverlängerungsosteotomien mit Wagner-Apparat

Verband und Lagerung Deck-Saugverband und Lagerung auf Hochlagerungsschiene.

Procedere Mobilisation an Stöcken nach 3–4 Tagen. Tägliches Verlängern *nicht mehr als 1–1,5 mm*. Zwischendurch Bewegungsübungen im Bett (**Abb. 79a, b**). Nach erreichter Verlängerung Platten-Osteosynthese und autologe Spongiosaplastik. Vollbelastung erst nach gesichertem knöchernem Durchbau.

8. Supramalleoläre Drehosteotomien

8.1. Fixation der Osteotomie mit Fixateur externe

Verband und Lagerung Deck-Saugverband und Lagerung des Beines auf Hochlagerungsschiene.

Procedere Mobilisation an Stöcken nach 3 Tagen. Nach 5 Wochen Entfernung des Fixateur externe und Unterschenkelgehgips für weitere 5–7 Wochen.

8.2. Fixation der Osteotomie mit Platte

Verband und Lagerung Wie bei Nr. 8.1.

Procedere Nach 3 Tagen zunehmende Mobilisation an Stöcken unter Teilbelastung von 20 kg. Vollbelastung nach 8–10 Wochen.

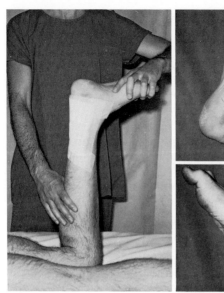
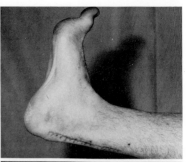
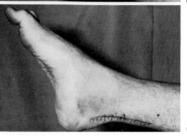

80a

b

c

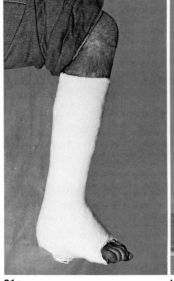
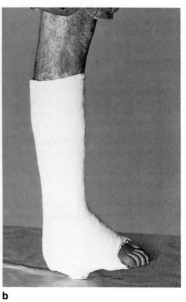

81a

b

9. Sehnenverpflanzungen am Unterschenkel

Verband und Lagerung
Deck-Saugverband und gut gepolsterter Unterschenkelliegegips *mit Zehenplatte*. Hochlagerungsschiene.

Procedere
Unterschenkelliegegips bis zur Wundheilung. Nach Fädenentfernung Unterschenkelgehgips für 10 Wochen.

10. Achillessehnennaht

Verband und Lagerung
Deck-Saugverband und Hochlagerung. Ruhigstellung des Fußes *in 90 Grad-Stellung* mit einem Steigbügelgips (**Abb. 80a**).

Procedere
Steigbügelgips und Hochlagerungsschiene für 7 Tage. Anschließend Flexions- und Extensionsübungen bis zur Wundheilung (**Abb. 80b, c**). Entlassung mit *Unterschenkelgehgips in Rechtwinkelstellung* für 8 Wochen, das Eingipsen des Fußes in Spitzfußstellung ist mit der Dreizipfelnahttechnik nach Weber nicht mehr erforderlich und die lange Antispitzfußtherapie nach der Gipsabnahme erübrigt sich (**Abb. 81a, b**).

11. Achillessehnenschälung bei Achillodynie

Verband und Lagerung
Wie bei Nr. 10.

Procedere
Steigbügelgips für 1 Woche. Bis zur Wundheilung funktionelle Zwischenbehandlung. Nach Fädenentfernung Unterschenkelgehgips für 3 Wochen.

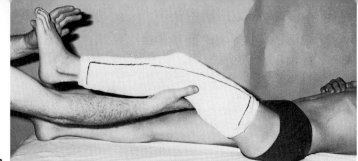

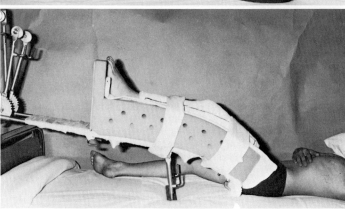

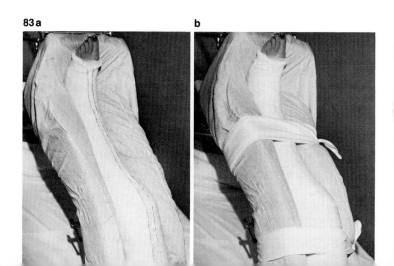

IVb. Operationen am Unterschenkel bei Kindern und Jugendlichen

1. Osteosynthesen am proximalen Tibiaende

1.1. Osteosynthesen bei Frakturen Typus Aitken II und III und Frakturen der Tuberositas tibiae (Typ Aitken II)

Verband und Lagerung Deck-Saugverband und Hochlagerungsschiene. Oberschenkelgipsschiene mit leicht gebeugtem Knie (**Abb. 82a, b**).

Procedere Gipsschiene bis zur Wundheilung. Nach der Fädenentfernung Oberschenkelgipshülse für 4–6 Wochen.

1.2. Osteosynthesen bei metaphysären Tibiakopffrakturen und hohen Tibiafrakturen mit Interposition des Pes anserinus

Verband und Lagerung Deck-Saugverband und gespaltener Oberschenkelliegegips. Hochlagerungsschiene (**Abb. 83a, b**).

Procedere Liegegips bis zur Wundheilung. Entlassung mit Oberschenkelgehgips für 6–8 Wochen.

2. Osteosynthesen bei Unterschenkelschaftfrakturen
(sehr selten indiziert)

Verband und Lagerung Deck-Saugverband und Hochlagerungsschiene.

Procedere Schiene für 5 Tage. Ab 2. postoperativem Tag zunehmende Mobilisation an Stöcken mit Abrollen des Fußes. Teilbelastung für 6–8 Wochen.

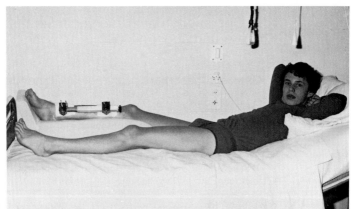

84a

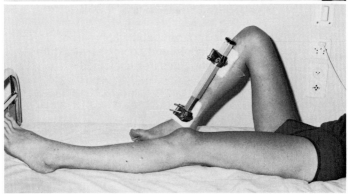

b

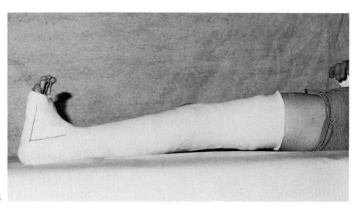

85

3. Unterschenkelverlängerungsosteotomie mit Verlängerungs-Apparat nach Wagner

Verband und Lagerung Deck-Saugverband und Hochlagerung auf Schaumstoffschiene (**Abb. 84a**).

Procedere Während der Verlängerungsphase muß das Kniegelenk *täglich mehrmals* gestreckt und gebeugt werden (**Abb. 84b**). Vermindert sich die Bewegung auf 60 Grad, so muß das Verlängern gestoppt werden. Je nach Alter des Kindes und Qualität der Callusbildung:
a) Belassen des Wagner-Distraktionsgerätes für 4–6 Wochen, dann funktionelle Belastung und leichte Kompression, Entfernen des Wagner-Apparates nach erreichter Konsolidation (nur bei Kindern unter 6 Jahren möglich).
b) Spongiosaplastik unter Belassen des Wagner-Apparates und weiteres Procedere wie unter a.
c) Spongiosaplastik und Plattenosteosynthese. Postoperatives Vorgehen wie beim Erwachsenen.

4. Supramalleoläre Korrekturosteotomie

Verband und Lagerung Deck-Saugverband und gut gepolsterter gespaltener Oberschenkelliegegips. Leichte Hochlagerung auf Schaumstoffschiene.

Procedere Nach Wundheilung Oberschenkelgehgips für 4–6 Wochen je nach Alter.

5. Gastrocnemiusfenestration

Verband und Lagerung Deck-Saugverband und *Oberschenkelliegegips in Hakenfußstellung* mit gestrecktem Knie (**Abb. 85**).

Procedere Nach Wundheilung Oberschenkelgehgips (gestrecktes Knie) für 4–6 Wochen.

6. Achillessehnenverlängerung

Verband und Lagerung Deck-Saugverband und Steigbügelgips in Rechtwinkelstellung des Fußes. Hochlagerungsschiene.

Procedere Nach Fädenentfernung Unterschenkelgehgips in Rechtwinkelstellung für 6 Wochen.

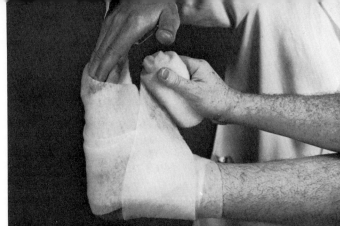
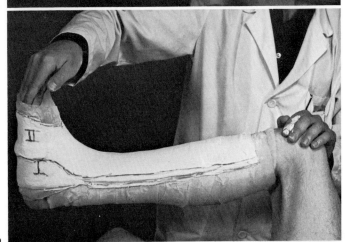
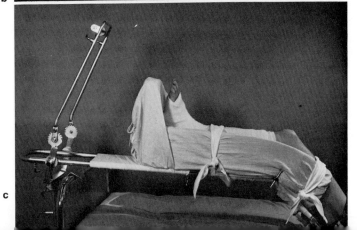

Va. Operationen an der Malleolengegend bei Erwachsenen

1. Osteosynthesen bei OSG-Frakturen

1.1. OSG-Fraktur Typ A
(nach Weber)

Verband und Lagerung
Deck-Saugverband und Ruhigstellung des Fußes im rechten Winkel mit *Steigbügelgips*. Hochlagerung des Beines auf Hochlagerungsschiene (**Abb. 86a–c**).

Procedere
Steigbügelgips und Hochlagerungsschiene für 5 Tage. Dann Flexions- und Extensionsübungen bis zur Wundheilung.
Bei OSG-Frakturen Typ A ohne Bandläsion Entlassung ohne Gips, *funktionelle* Nachbehandlung. Bei Frakturen mit Bandläsion Entlassung mit *Unterschenkelgehgips* für 6 Wochen.

1.2. OSG-Fraktur Typ B
(nach Weber)

Verband und Lagerung
Wie bei Nr. 1.1. (**Abb. 86a–c**).

Procedere
Steigbügelgips und Hochlagerungsschiene für 5 Tage, dann funktionelle Zwischenbehandlung bis zur Wundheilung.
Bei OSG-Fraktur Typ B ohne Beteiligung der Syndesmose Entlassung ohne Gips, *funktionelle* Nachbehandlung.
Bei Frakturen mit Syndesmosenläsion Entlassung mit *Unterschenkelgehgips* für 6 Wochen.

1.3. OSG-Fraktur Typ C
(nach Weber)

Verband und Lagerung
Wie bei Nr. 1.1. (**Abb. 86a–c**).

Procedere
Steigbügelgips und Hochlagerungsschiene für 5 Tage. Je nach Schweregrad der Läsion (Kombination der Fibulafraktur mit Läsion medial, mit hinterem Kantendreieck etc.) Steigbügelgips für 7–10 Tage. Flexions- und Extensionsübungen bis zur Wundheilung. Entlassung mit *Unterschenkelgehgips* für 6 Wochen.

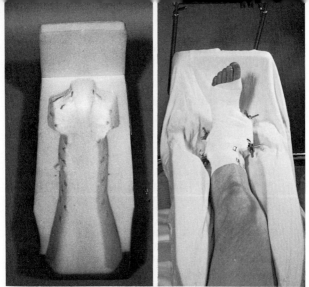
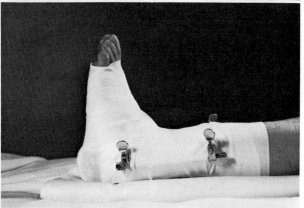
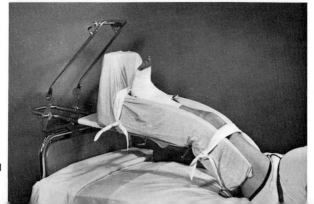

2. OSG-Arthrodese

Verband und Lagerung
Deck-Saugverband und Hochlagerung des Unterschenkels in der *speziellen* Schaumstoffschiene mit Aussparungen für den Fixateur externe (**Abb. 87 a–d**).

Procedere
Hochlagerung bis zur Abschwellung. Nach wenigen Tagen Mobilisation mit Stöcken mit Abrollen des Fußes. Fixateur externe für 5 Wochen. Nach Röntgenkontrolle Entfernen der Steinmannnägel und Anlegen eines Unterschenkelgehgipses für weitere 7 Wochen.

3. Bandnaht am OSG

Verband und Lagerung
Deck-Saugverband und Ruhigstellung des Fußes im rechten Winkel mit Steigbügelgips. Hochlagerung des Beines auf Hochlagerungsschiene (**Abb. 86**, S. 124).

Procedere
Steigbügelgips und Hochlagerungsschiene für 7 Tage. *Funktionelle Zwischenbehandlung* mit Flexions- und Extensionsübungen bis zur Wundheilung. Entlassung mit Unterschenkelgehgips für 5 Wochen.

4. Bandplastik am OSG

Verband und Lagerung
Wie bei Nr. 3. (**Abb. 86**, S. 124).

Procedere
Steigbügelgips. Hochlagerungsschiene bis zur Abschwellung. Nach 7 Tagen Flexions- und Extensionsübungen bis zur Wundheilung. Nach Fädenentfernung Unterschenkelgehgips für 8 Wochen.

5. Plastik nach Peronaeussehnenluxation

Verband und Lagerung
Wie bei Nr. 3. (**Abb. 86**, S. 124).

Procedere
Steigbügelgips bis zur Wundheilung. Entlassung mit Unterschenkelgehgips für 6 Wochen.

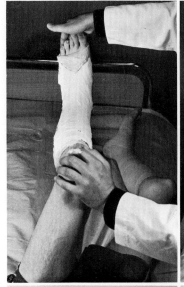
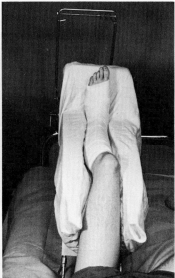
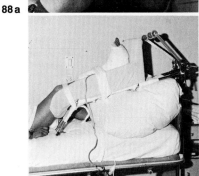
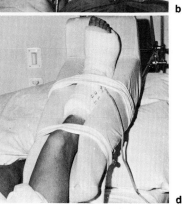

Vb. Operationen an der Malleolengegend bei Kindern und Jugendlichen

1. Osteosynthesen bei distalen Unterschenkelfrakturen

(Epiphysäre und metaphysäre Frakturen der Wachstumszone) (s. Weber, Brunner, Freuler: Die Frakturenbehandlung bei Kindern und Jugendlichen: Springer 1978).

Verband und Lagerung Deck-Saugverband und Steigbügelgips. Hochlagerungsschiene (**Abb. 88a–d**).

Procedere Steigbügelgips bis zur Wundheilung. Nach Fädenentfernung Unterschenkelgehgips für 4–6 Wochen.

2. Bandnaht am OSG

Verband und Lagerung Wie bei Nr. 1 (**Abb. 88a–d**).

Procedere Wie bei Nr. 1.

3. Plastik nach Peronaeussehnenluxation

Verband und Lagerung Wie bei Nr. 1 (**Abb. 88a–d**).

Procedere Wie bei Nr. 1.

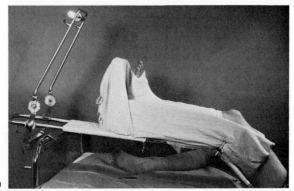

89

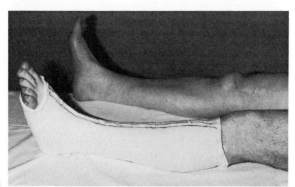

90a

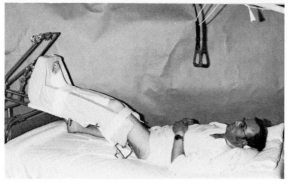

b

VI a. Operationen am Fuß bei Erwachsenen

1. Osteosynthesen bei Talusfrakturen

1.1. Osteosynthesen bei Talushals- oder Körperfrakturen

Verband und Lagerung

Deck-Saugverband und Steigbügelgips. Hochlagerungsschiene (**Abb. 89**).

Procedere

Steigbügelgips für 7 Tage. Funktionelle Zwischenbehandlung bis zur Wundheilung. Nach Fädenentfernung Unterschenkelliegegips für 8 Wochen. Anschließend Gehgips für weitere 4 Wochen.

Merke

Wegen *Gefahr der Talusnekrose* ist eine *lange* Entlastungs- und Beobachtungszeit erforderlich.

1.2. Osteosynthesen bei Frakturen des Processus lateralis und posterior tali

Verband und Lagerung

Wie bei Nr. 1.1. (**Abb. 89**).

Procedere

Steigbügelgips für 7 Tage. Funktionelle Zwischenbehandlung. Nach Wundheilung Unterschenkelgehgips für 4 Wochen.

2. Osteosynthesen bei Calcaneusfrakturen

Verband und Lagerung

Deck-Saugverband und gut gepolsterter und gespaltener Unterschenkelliegegips (**Abb. 90 a, b**).

Procedere

Gips für 7 Tage. *Funktionelle* Nachbehandlung mit Abrollen des Fußes für 10–12 Wochen. Eventuell nach Wundheilung *Sarmientogips* für 6–8 Wochen (s. Gipsfibel 1, S. 63).

3. Knöcherner Ausriß der Achillessehne

Verband und Lagerung

Deck-Saugverband und Steigbügelgips. Hochlagerungsschiene (**Abb. 89**).

Procedere

Nach 7 Tagen Steigbügelgipsentfernung und funktionelle Nachbehandlung. Teilbelastung für 8–10 Wochen.

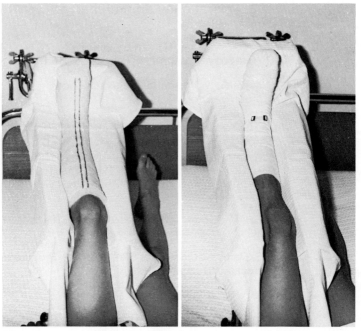
91a, b

4. Osteosynthesen bei Frakturen der Tarsalknochen
(Os naviculare, Os cuboideum, Os cuneiforme I–III)

Verband und Lagerung Deck-Saugverband und Steigbügelgips. Hochlagerungsschiene.

Procedere Steigbügelgips für 7 Tage. Funktionelle Zwischenbehandlung. Nach Wundheilung Unterschenkelgehgips für 6 Wochen.

5. Osteosynthesen bei Frakturen der Metatarsalia

5.1. Metatarsalschaftbrüche

Verband und Lagerung Deck-Saugverband, eventuell gespaltener Unterschenkelliegegips und Hochlagerung. Bei Kirschnerdraht-Osteosynthese gute *Polsterung der Fußspitze* zum Schutz der Drähte (**Abb. 91a, b**).

Procedere Nach 3–4 Wochen Entfernen der Kirschnerdrähte evtl. in Narkose und Unterschenkelgehgips für 3 Wochen. Zur *Vermeidung von Blutungen* aus den Kirschnerdrahtlöchern Hochhalten des Beines für einige Minuten.

Merke Bei Plättchen- oder Schraubenosteosynthesen erfolgt die Nachbehandlung meist funktionell. Teilbelastung für 5–6 Wochen.

5.2. Metatarsalbasisbrüche
(Metatarsale V)

Verband und Lagerung Gut gepolsterter Deck-Saugverband mit Idealbinde. Hochlagerungsschiene.

Procedere Verband für 7 Tage. Anschließend funktionelle Nachbehandlung. Teilbelastung für 5 Wochen.

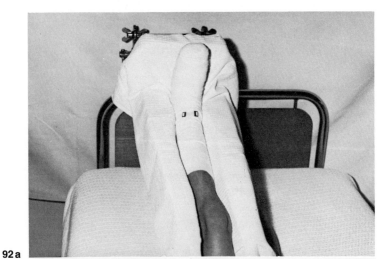
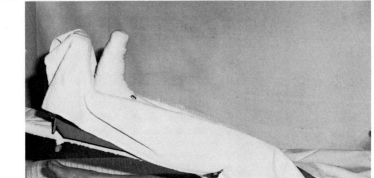

6. Osteosynthesen bei Zehenfrakturen

Verband und Lagerung
Deck-Saugverband mit Idealbinde. Hochlagerungsschiene. Gute Polsterung des Vorfußes (**Abb. 92a, b**).

Procedere
Nach 2 Wochen Fäden- und Kirschnerdrahtentfernung. Anlegen eines Unterschenkelgehgipses mit gut *anmodellierter* Zehenplatte für 3–4 Wochen.

Merke
Bei Plättchen- oder Schraubenosteosynthesen ist die Nachbehandlung in der Regel funktionell. Teilbelastung für 3–4 Wochen.

7. Calcaneuososteotomie nach Dwyer

Verband und Lagerung
Deck-Saugverband und Hochlagerungsschiene (**Abb. 92a, b**).

Procedere
Nach 3 Wochen Kirschnerdrahtentfernung in Narkose. Zur Vermeidung von Blutungen aus den Kirschnerdrahtlöchern Hochhalten des Beines für einige Minuten. Unterschenkelgehgips für weitere 5 Wochen.

8. Fußarthrodesen
(Subtalare, talo-naviculare, calcaneocuboidale, Doublearthrodese, Arthrodese nach Lambrinudi)

Verband und Lagerung
Deck-Saugverband und Hochlagerungsschiene (**Abb. 92a, b**).

Procedere
Nach 3 Wochen Kirschnerdrahtentfernung in Narkose und Anlegen eines minimal gepolsterten Unterschenkelliegegipses. Nach 2 Wochen Anbringen eines Gehabsatzes. Gehgips für weitere 7 Wochen.

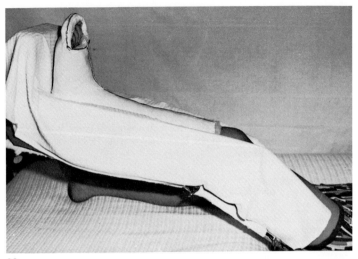

93

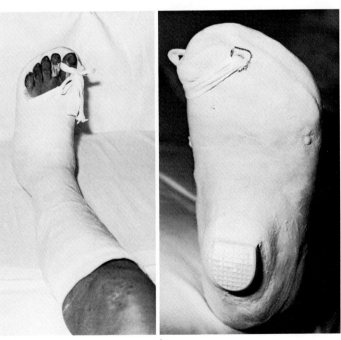

94a b

9. Tripplearthrodese
(pantalare Arthrodese)

Verband und Lagerung

Deck-Saugverband und Hochlagerungsschiene.

Procedere

Nach 3 Wochen Kirschnerdrahtentfernung in Narkose. Nach weiteren 2 Wochen Entfernen des Fixateur externe. Nach Röntgenkontrolle Anlegen eines Unterschenkelgehgipses für weitere 7 Wochen.

10. Sehnenverpflanzungen am Fuß

Verband und Lagerung

Deck-Saugverband. Dorsale Gipsschiene mit Zehenplatte oder gespaltener Unterschenkelliegegips mit Zehenplatte in *korrekter Fußstellung*. Hochlagerungsschiene (**Abb. 93**).

Procedere

Nach 2 Wochen Entfernen der Kirschnerdrähte in Narkose und Anlegen eines Unterschenkelgehgipses mit Zehenplatte für 8 Wochen.

11. Operationen bei Hallux-valgus

11.1. Operation nach Hohmann

Verband und Lagerung

Gut gepolsterter Deck-Saugverband und Hochlagerungsschiene (**Abb. 92**, S. 134).

Procedere

Nach 2 Wochen Kirschnerdrahtentfernung. Unterschenkelgehgips mit gut anmodellierter *Zehenplatte* für 4 Wochen. Zwischen erster und zweiter Zehe wird eine Gipsleiste zur Haltung der Korrekturstellung einmodelliert. Die Großzehe kann auch mit einem durch ein Gipsloch gezogenen *Gazestreifen* fixiert werden (**Abb. 94a, b**).

Merke

Bei Osteosynthesen mit Plättchen oder Schräubchen funktionelle Nachbehandlung mit Teilbelastung für 6–8 Wochen.

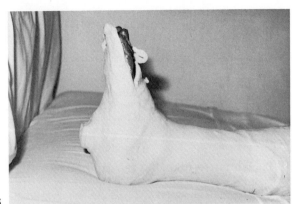

95

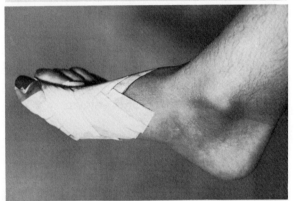

96 a

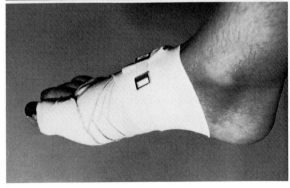

b

11.2. Operation nach Keller-Brandes

Verband und Lagerung

Wie bei Nr. 11.1. (**Abb. 92**, S. 134).

Procedere

Bei Kirschnerdraht-Fixierung Kirschnerdraht-Entfernung nach Wundheilung. Anschließend Unterschenkelgehgips mit Zehenplatte (**Abb. 95**) oder funktionelle Nachbehandlung, Nachtschiene und Dachziegelverband während 3–6 Monaten (**Abb. 96a, b**).

12. Arthrodese Großzehenendgelenk

Verband und Lagerung

Deck-Saugverband und Hochlagerung.

Procedere

Mobilisation am 2. Tag mit Fersenbelastung. Teilbelastung für 4–6 Wochen.

13. Hammerzehenoperation

Verband und Lagerung

Deck-Saugverband und Hochlagerungsschiene.

Procedere

Mobilisation ab 2. Tag mit Stöcken. Nach 2 Wochen Fäden- und Kirschnerdraht-Entfernung. Dachziegelverband nach Hohmann für weitere 3 Wochen.

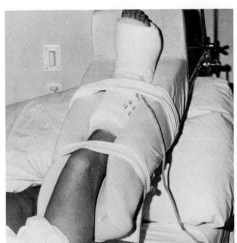
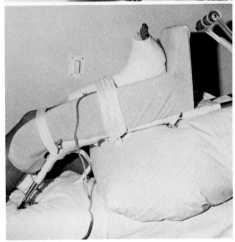

VIb. Operationen am Fuß bei Kindern und Jugendlichen

1. Osteosynthesen bei Talusfrakturen

1.1. Osteosynthesen bei Talushals- oder Körperfrakturen

Verband und Lagerung
Deck-Saugverband und Steigbügelgips. Hochlagerungsschiene (**Abb. 97a, b**).

Procedere
Keine funktionelle Zwischenbehandlung. Steigbügelgips bis zur Wundheilung. Nach Fädenentfernung Unterschenkelliegegips für 6 Wochen, dann Unterschenkelgehgips für weitere 6 Wochen.

Merke
Wegen *Gefahr der Talusnekrose* ist eine lange Entlastungs- und Beobachtungszeit erforderlich.

1.2. Osteosynthesen bei Frakturen des Processus lateralis oder posterior tali

Verband und Lagerung
Wie bei Nr. 1.1. (**Abb. 97a, b**).

Procedere
Steigbügelgips für 2 Wochen. Dann Unterschenkelgehgips für weitere 4 Wochen.

2. Osteosynthesen bei Calcaneusfrakturen

Verband und Lagerung
Deck-Saugverband und gut gepolsterter gespaltener Unterschenkelliegegips.

Procedere
Nach Wundheilung Unterschenkelliegegips für 4 Wochen, dann Sarmientogips für weitere 4–6 Wochen (s. Gipsfibel 2, S. 119).

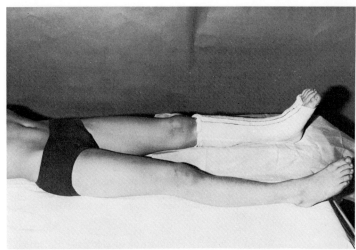

98a

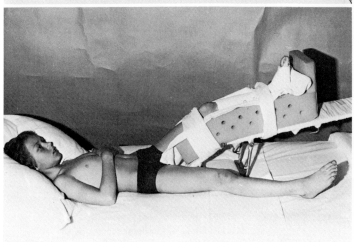

b

3. Osteosynthesen bei Frakturen der Tarsalknochen

(Os naviculare, Os cuboideum, Os cuneiforme I–III)

Verband und Lagerung
Deck-Saugverband und gut gepolsterter und gespaltener Unterschenkelliegegips (**Abb. 98a, b**).

Procedere
Nach 2 Wochen Unterschenkelgehgips für 4 Wochen in Narkose. Entfernen der Kirschnerdrähte während des Gipserhärtens. Um Blutungen aus den Kirschnerdrahtlöchern zu vermeiden, empfiehlt es sich, das Bein für kurze Zeit hochzuhalten.

4. Kirschnerdrahtosteosynthesen bei Frakturen der Metatarsalia

Verband und Lagerung
Deck-Saugverband und Hochlagerung. Gute Polsterung des Vorfußes.

Procedere
Nach Wundheilung Unterschenkelgehgips mit Zehenplatte für 4 Wochen.

5. Osteosynthesen nach Zehenfrakturen

Verband und Lagerung
Deck-Saugverband und Hochlagerung. Gute Polsterung des Vorfußes.

Procedere
Nach Wundheilung funktionelle Nachbehandlung. Bei Kirschnerdrahtosteosynthese Unterschenkelgehgips mit gut *anmodellierter Zehenplatte* für 2–3 Wochen.

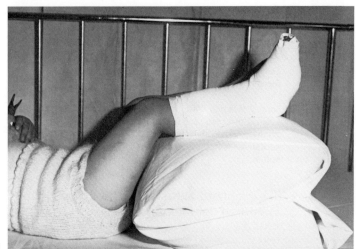
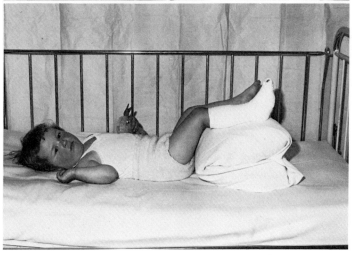

6. Klumpfußoperationen

6.1. Weichteiloperationen
(ASV, medial release)

Verband und Lagerung

Deck-Saugverband und leicht erhöhte Lagerung auf Spreusack (**Abb. 99a, b**).

Procedere

Nach 2 Wochen KD-Entfernung in Kurznarkose. *Je nach Alter des Kindes* Anlegen eines Oberschenkelgipses (eventuell Gehgips) für 6 Wochen. Nach Gipsentfernung Kopenhagenerschiene für Kleinkinder, Denis-Brown-Nachtschiene und Dreilascheneinlage für Kinder über 6 Monate.

6.2. Ossäre Klumpfußoperationen

Verband und Lagerung

Wie bei Nr. 6.1. (**Abb. 99a, b**).

Procedere

Nach 2 Wochen Kirschnerdrahtentfernung in Kurznarkose und gut anmodellierter Unterschenkelgehgips für weitere 6 Wochen. Nach Gipsentfernung Weiterführen der Einlagenbehandlung.

7. Operationen bei congenitalem Plattfuß

Verband und Lagerung

Deck-Saugverband und Hochlagerungsschiene.

Procedere

Nach Wundheilung Kirschnerdrahtentfernung und gut anmodellierter Unterschenkelgehgips für 8 Wochen. Nach Gipsentfernung Einlagenbehandlung.

D. Literatur

Freuler, F., Wiedmer, U., Bianchini, D.: Gipsfibel 1, Geläufige Fixationen und Extensionen bei Verletzungen im Erwachsenenalter. Berlin, Heidelberg, New York: Springer 1975

Wiedmer, U., Freuler, F., Bianchini, D.: Gipsfibel 2, Geläufige Fixationen und Extensionen bei Verletzungen im Kindesalter. Berlin, Heidelberg, New York: Springer 1976

Weber, B. G., Brunner, Ch., Freuler, F.: Die Frakturenbehandlung bei Kindern und Jugendlichen. Berlin, Heidelberg, New York: Springer 1978

E. Sachverzeichnis

Abrasio patellae 95
Achillessehnenausriß 131
Achillessehnennaht 119
Achillessehnenschälung 119
Achillessehnenverlängerung 123
Achillodynie 119
Acromioclavicularluxation 9
Aitken
– I 17
– II 121
– III 121
Alloarthroplastik, Hand 49
Antispitzfußtherapie 119
Armbänklein 2, 19, 21, 25
Arthrodese
–, carpometacarpal 53
–, Finger 51
–, Fuß 135
–, Großzehengrundgelenk 139
–, Handgelenk 53
–, Hüftgelenk 63, 65
–, Intercarpale 53
–, oberes Sprunggelenk 127
–, Schulter 9
–, Trapezo-Metacarpalgelenk 51
–, Tripple, pantalare 137
Aufhängevorrichtung 2, 25, 31

Bandausriß, Knie 107
Bandnaht, OSG 127, 129
Bandplastik,
–, Knie 93
–, OSG 127
Beckenkorb 69
Beugesehnennaht 45

Bewegungsmuster 13
Brownsche Ringe 73
Bursektomie 109

Callusbildung 91, 123
Chiari 67, 75

Demineralisierung 2
Desinfektion 91
Drainageöffnung 29
Dreilascheneinlage 145
Dreizipfelnahttechnik 119
Drucknekrose 1
Druckstelle 1
Dupuytrensche Kontrakturen 47
Dwyer 135

Einlagenbehandlung 145
Epiphysenlösung
–, Caput femoris 79
–, Humerus proximal 17
–, Vorderarm distal 27
Epiphysiodese 107
Ergotherapie 47, 49

Fersenbelastung 139
Fixateur externe 77, 83, 103, 115, 117, 127, 137
Fixationsstellung, Hand 37, 39, 47, 49, 51
Flake fracture 105
Fraktur
–, Bennett 35
–, Calcaneus 131, 141
–, Clavicula 13

149

Fraktur
–, Eminentia intercondylica 93, 107
–, Femur, distal 85, 89
–, Femur, pertrochanter 61, 71
–, Femur, Schaft 85, 89
–, Femur, Schenkelhals 61, 71
–, Femur, subtrochanter 61, 71
–, Galeazzi 25
–, Glenoid 13
–, Humerus, distal extraarticulär 13, 15
–, Humerus, distal intraarticulär 19, 23
–, Humerus, proximal 13, 15
–, Humerus, Schaft 13
–, Metacarpalia 33, 35
–, Metatarsalia 133, 143
–, Monteggia 25
–, Olecranon 19, 23
–, OSG 125
–, Patella 93
–, Phalangen 37
–, Pilon 113
–, Processus coronoideus 21
–, Radius, Hals 23
–, Radius, Köpfchen 19, 21, 23
–, Rolando 35
–, Talus 131, 141
–, Tarsalknochen 133, 143
–, Tibia, Kopf 111, 121
–, Tibia, Schaft 111, 121
–, Tuberculum majus 13
–, Tuberositas tibiae 121
–, Unterschenkel, distal 113, 115
–, Vorderarm, distal 27
–, Vorderarm, Schaft 25, 27
–, Zehen 135, 143

Gastrocnemiusfenestration 123
Gefäßleiden 103
Geh
–, Absatz 135
–, Apparat 69
–, Bad 67
–, Schule 61

Gips
–, Beckenbein, beidseitig 73, 75, 77
–, Beckenbein, einseitig 63, 71, 83
–, Hülse 93, 95, 97, 99, 103, 105, 107, 109, 115, 121
–, Lorenz, modifiziert 73
–, Naviculare 41
–, Oberarm 17, 23, 27, 41
–, Oberschenkel 89, 145
–, Sarmiento 131, 141
–, Schale 73, 77, 73
–, Stiefel 75, 77
–, Unterschenkel 113, 117, 119, 123, 125, 127, 129, 131, 133, 135, 137, 139, 141, 145
–, Unterschenkel mit Querstab 63
–, Vorderarm 25, 53
Gipsschiene
–, Oberarm 17, 19, 21, 23, 25, 27, 31, 41
–, Oberschenkel 97, 99, 105, 107, 109, 121, 123
–, Sandwich 43, 45
–, Steigbügel, Hand 35, 45, 51
–, Steigbügel, Unterschenkel 113, 119, 125, 127, 129, 131, 133, 141
–, Unterschenkel, dorsal 137
–, Vorderarm 25, 29, 33, 35, 37, 39, 41, 43, 47, 49, 51, 53

Hakenfussstellung 123
Hallux valgus 137
Hautmaceration 37, 39
Hochlagerung 2, 29
–, Minimal 31
–, Maximal 25, 31
–, intermittierend 25, 21
–, Keil 35, 39
Hohmann 137
Humerusdrehosteotomie 11
Hüftgelenksluxation, congenital 73

Immobilisierungsschäden 2
Infektion 1
Interposition, Pes anserinus 121

Kapselschrumpfung 19, 21
Kapsulektomie, Ellbogen 21
Keller-Brandes 139
Kleinert 45
Kniebändernaht 99
Kniegelenkeröffnung, traumatisch 109
Knieschlinge 67, 85, 87
Kniestreckkontraktur 85, 87, 89
Knochenplastik, Hand 41
Kontamination 1
Kreuzband 93, 99
Krüll 1, 29
Kunststoffwatte 1, 29

Lambrinudi 135
Ligamentum
–, cruciforme 113
–, patellae 97
Limbusverschraubung 11
Lyse, capitis femoris 79, 81

Marknagel
–, Femur 85
–, Tibia 111
Matti-Russe 41
Mc Laughlin-Cerclage 97
Merkblatt 29
Menisectomie 97, 109
Meniscusganglion 97
Meniscusriß 97
Metallquerstab 67

Nachbehandlungsplan 2
Nervennaht 47
Nervenschädigung 2, 11, 87, 91

Operation
–, Ellbogen 19, 23
–, Epiphyseolysis capitis femoris 79
–, Fuß 131, 141
–, Girdlestone 69
–, Halux valgus 137
–, Hand 29, 31
–, Hohmann 137
–, Hüfte 61, 71
–, Keller-Brandes 139
–, Klumpfuß 145
–, Kniegelenkbereich 93, 105
–, Malleolengegend 125, 129
–, Oberarm 15, 17
–, Oberschenkel 85, 89
–, Plattfuß, congenitaler 145
–, Schultergürtel 9, 13
–, Unterschenkel 111, 121
–, Vorderarm 25, 27
Operationsbericht 2
Operationswunde 1, 29
Opponensplastik 45
Osteochondrosis dissecans 101
Osteosynthese
–, Calcaneus 131, 141
–, Clavicula 9
–, Eminentia intercondylica 93, 107
–, Femur, distal 85, 89
–, Femur, proximal 61, 71
–, Femur, Schaft 85, 89
–, Glenoid 13
–, Humerus, distal extraarticulär 15, 17
–, Humerus, distal intraarticulär 19, 23
–, Humerus, Kopf 15
–, Humerus, Schaft 15
–, Metacarpalia 31
–, Metatarsalia 133, 143
–, Olecranon 19, 23
–, OSG 125
–, Patella 93, 105
–, Phalangen 37
–, Processus coronoideus 21
–, Radius, distal 25
–, Radius, Hals 23
–, Radius, Köpfchen 19
–, Scapula 9
–, Talus 131, 141
–, Tarsalknochen 133, 143
–, Tibia, distal 113, 129
–, Tibia, proximal 121
–, Tibia, Schaft 111, 121

Osteosynthese
–, Tuberculum majus 15
–, Tuberositas tibiae 121
–, Vorderarm 25, 27
–, Zehen 135, 143
Osteotomie
–, Calcaneus 135
–, Chiari 67, 75
–, Femur, intertrochanter 63, 65, 67, 77, 79, 83
–, Femur, Schenkelhals 79
–, Femur, supracondylär 87
–, Femur, Verlängerung 87, 91
–, Metacarpalia 37
–, Phalangen 39
–, Pemberton 75
–, Salter 73
–, Tibia, Kopf 115
–, Tibia, Schaft 117
–, Tibia, supramalleolär 117, 123
–, Tibia, Verlängerung 117, 123

Patellaluxation 95, 105
Patellektomie 95
Pemberton 75
Peronaeussehnenluxation 127, 129
Perthes 83
Pes anserinus 121
Polausriss, Patella 105
Polsterkeil 31
Prothese
–, Fingergelenk 49
–, Handgelenk 49
–, Hüftgelenk 67
–, Kniegelenk 103
Pseudarthose
–, Clavicula 13
–, Metacarpalia 39
–, Naviculare 41
–, Phalangen 39

Quadricepssehnennaht 97
Querstab 63, 73, 75, 83

Radiusköpfchenresektion 21
Rechtwinkelbrett 31
Reposition

–, Epiphyseolysis capitis femoris 81
–, Hüftluxation 73
Rotatorenmanschettenruptur 11

Salter 73
Sandwichplastik, Hand 41
Sarmiento 131, 141
Segmüller 41
Scheibenmeniscus 97, 109
Schiene
–, Abduktion 11
–, dynamische 45, 49
–, Denis-Brown 145
–, Finger, abnehmbar 51
–, Kopenhagener 145
–, Kramer 77
Schuherhöhung 69
Schulterluxation 11, 13
Segmüller 41
Sehnenverpflanzung
–, Fuß 137
–, Unterschenkel 119
Seitenbandausriß 99
Seitenbandnaht 99
Spanplastik 11, 13
Spitzfußstellung 119
Steinmannagelextension 71
Strecksehnennaht 43
Subscapularisnaht 11
Sudeckprophylaxe 25
Syndesmose 125
Synovektomie
–, Hand 49
–, Knie 101

Talnusnekrose 131, 141
Tuberositas tibiae 95, 107

Ulnaris, Druckschaden 11
Unhappy triad 99

Vaseline-Gaze 29
Ventofoamextension 69
Verband
–, Dachziegel 139

–, Deck-Saug 1
–, Gilchrist 9, 11, 13, 15, 17
–, Hohlhand-Saug 47
–, Kompression 1, 29, 67, 77, 83
–, Saug, schienend 29, 33, 39, 41, 43, 45, 47, 51, 53
–, Velpeau 13
–, Zinkleim 103, 115
Verordnungsblatt 2

Wagner-Apparat 87, 91, 117, 121
Weber 71, 125
Wundheilungsstörung 33, 37, 41, 43
Wundspray 1

Zehenplatte 119, 135, 137, 139, 143

Kliniktaschenbücher
Eine Auswahl

F. Freuler, U. Wiedmer, D. Bianchini
Gipsfibel 1
Geläufige Fixationen und Extensionen bei Verletzungen im Erwachsenenalter

Mit einem Vorwort von B. G. Weber

1975. 42 Abbildungen in 155 Teildarstellungen. XII, 110 Seiten
DM 19,80; US $ 9.90
ISBN 3-540-06922-4

U. Wiedmer, F. Freuler, D. Bianchini
Gipsfibel 2
Geläufige Fixationen und Extensionen bei Verletzungen im Kindesalter

Mit einem Geleitwort von B. G. Weber

1976. 55 Abbildungen in 198 Teildarstellungen. XII, 152 Seiten
DM 24,60; US $ 12.30
ISBN 3-540-07521-6

W. Heipertz, E. Schmitt
Wirbelsäulenerkrankungen
Diagnostik und Therapie

Unter Mitarbeit von D. Ruckelshausen

1978. 121 Abbildungen. Etwa 215 Seiten
DM 24,60; US $ 12.30
ISBN 3-540-08787-7

Springer-Verlag
Berlin Heidelberg New York

Die Frakturenbehandlung bei Kindern und Jugendlichen

Herausgeber: B.G. Weber, C. Brunner, F. Freuler
Unter Mitarbeit zahlreicher Fachwissenschaftler
1978. 462 Abbildungen, 27 Tabellen. X, 414 Seiten
Gebunden DM 278,–; US $ 139.00
ISBN 3-540-08299-9

Das Buch schließt eine Lücke in der deutschsprachigen Literatur über Knochenbrüche bei Kindern und Jugendlichen. Es beschreibt die Pathophysiologie der kindlichen Fraktur, die sich von der des Erwachsenen unterscheidet, und die daraus resultierenden Behandlungsmethoden. Es informiert über Teilfragen, über alle vorkommenden Knochenbrüche, gibt genaue Behandlungsanweisungen und legt Einzelergebnisse und Statistiken vor. Es repräsentiert die „St. Galler Schule".
Die Erfahrungen der Klinik für Orthopädische Chirurgie des Kantonsspitals St. Gallen werden durch die einschlägige Literatur ergänzt. Dadurch entsteht eine umfassende Abhandlung über die Kinder-Traumatologie. Dieses Gebiet steht bisher etwas im Schatten der Erwachsenen-Traumatologie, verdient jedoch, bei der heutigen Gefährdung der Kinder beim Sport, im Verkehr etc. besonderer Aufmerksamkeit.

K. Idelberger
Lehrbuch der Orthopädie

3., vollständig überarbeitete Auflage
1978. 119 Abbildungen, 6 Tabellen. XIII, 327 Seiten
DM 48,–; US $ 24.00
ISBN 3-540-08385-5

Die 3. Auflage dieses Lehrbuches für Orthopädie wurde gründlich überarbeitet und dem heutigen Wissensstand angepaßt. Zu allen Kapiteln, wo eine empirische Erbprognose möglich ist, wurde ein Absatz „Familienberatung" hinzugefügt. Neu aufgenommen wurden Kapitel über die orthopädische Untersuchung, die Chondromalacia patellae, über arterielle Verschlußkrankheiten, oberflächliche und tiefe Venenthrombosen und das postthrombotische Syndrom, über Meniskusschäden, Seiten- und Kreuzbandläsionen, Schleuderverletzungen der Halswirbelsäule, Prothesen und Orthesen sowie über orthopädische Schuhe. Einige natürliche Schwerpunkte der Orthopädie, wie Hüftdysplasie und Hüftverrenkung, die Periarthritis humero-scapularis, namentlich aber die Skoliosen und Bandscheibenabhängigen Krankheiten wurden eingehender dargestellt. Die Röntgenbilder und Fotos wurden durch Zeichnungen und Tabellen ergänzt.

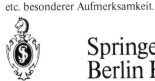

Springer-Verlag
Berlin Heidelberg New York